Juan Pablo Moltó Ripoll

CÁNCER:
Su tratamiento en Acupuntura y Psiconeuroacupuntura

Editorial Dilema
Madrid, 2008

© Juan Pablo Moltó Ripoll
© Editorial Dilema, 2008
Ibáñez Marín, 11 - 28019 Madrid
Teléfono y Fax: 914729071
info@editorialdilema.com
www.editorialdilema.com
ISBN: 978-84-9827-107-2
Depósito legal: M-17215-2008

Maquetación: Magda Cristina Vargas del Valle
Portada: María Pérez-Aguilera

Y un buen día... Cuando empecé en el mundo de la Medicina Tradicional China, no era consciente del alcance terapéutico de la misma en ciertos campos de la medicina. Como suele pasarle a la mayoría de los principiantes, no sabía el abanico de posibilidades que esta magnífica ciencia me aportaría.

Un buen día vino a mi consulta un hombre llamado Ramón; sufría cáncer de colón y la enfermedad estaba ya muy avanzada en el momento en el que él vino. Yo recordé lo que mis maestros siempre me decían con respecto a la enfermedad: que a un buen acupuntor el nombre de la misma no le tenía que sugerir mucho o, al menos, lo justo. Teníamos que abordar los casos en su conjunto, no la enfermedad en sí misma.

Ese día, atendí a un paciente que me cambiaría la vida profesional y comprobé lo duro y difícil que es ser terapeuta. Hasta entonces trataba en mi consulta lo que yo considero normal: contracturas, tendinitis, alguna que otra gastritis, lumbalgias... etc (aunque nosotros no lo llamamos así, es decir, lo normal era tratar síndromes Bi, Xu o Shi de Yin o Yang en tal y cual Zang o Fu, con resultados la mayoría de las veces muy positivos), pero ese día y con ese paciente necesité sacar de mi Shen todo mi modesto saber.

El diagnóstico, como es típico en la Medicina Tradicional China, era muy parecido a otros: empecé las consultas programadas a dos por semana. En estos momentos, el hombre estaba siendo sometido a quimioterapia y hacía poco que había salido de una colostomia. La verdad es que su estado de salud estaba muy debilitado y poco a poco, sesión a sesión, pude ver cómo el pulso se debilitaba, cómo, a pesar de todo lo que yo sabía, no conseguía que el pobre hombre recobrara el equilibrio. Poco a poco, el Yin se separaba del Yang. Un día, al final de la sesión me dijo:- "qué lastima no haberte conocido antes; no sé si con un año de tiempo más me hubieses ayudado, pero, al menos, estoy entendiendo mi enfermedad. Con lo que me estás explicando, entiendo cómo voy finalizando;

es una lástima que esta medicina no esté integrada de forma plena en nuestra sociedad y pueda ayudar. No es que sustituya a la otra, ¡no! sino que coopere con ella".

Ya no volví a verlo más.

Esto me frustró bastante, e intenté no atender a más pacientes con estos problemas pues tenía pacientes con otras dolencias con las que yo me sentía más capaz. Pero ¡claro! un buen día, mi madre, me hizo recordar el gran mal y, en ese momento, le dediqué otra vez todo el arsenal del que disponía. Gracias a esto y al tratamiento médico, el caso está estable; pero, por desgracia, mi madre se rodeó de gente con este problema y mi consulta empezó a llenarse... uno , otro y otro.

Y lo más curioso... ¿saben ustedes donde vivo? Se lo diré: vivo en una ciudad muy bonita conocida por sus fiestas de moros y cristianos. ¿Aún no lo saben? A ver y ésta es otra pista: en mi ciudad se dice que "tienes más moral que el alcoyano". Ahora, seguro que ya saben que hablo de Alcoy (Alicante). Pero...¿a que no saben otra cosa? Que es la ciudad de España que más enfermos de cáncer hay, o sea, que el mal me ha obligado a estudiarlo en detenimiento.

Más que estudiar los trastornos oncológicos, mi pasión, dentro de la Medicina Tradicional China, ha sido estudiar, desde siempre, los trastornos nervioso, es decir, el Shen. De hecho, otra de las carreras que estoy desarrollando es la Psicología y, dentro de ella, realicé un estudio sobre el que doy ponencias por toda España y el extranjero. Se trata de la Psiconeuroacupuntura, que supone un trabajo muy interesante. Lo que quiero comunicarles es que el manual que ustedes tienen ante sí nace de esta tesis.

Desarrollando una de las partes de este nuevo enfoque con respecto al estudio del Shen, caí en la cuenta de que, sin quererlo, me daba muchas explicaciones al gran mal[1]; no me las da todas, por supuesto, pero sí muchísimas. Por ello surgió este libro que tiene usted entre manos: se trata de un libro de Psiconeuroacupuntura que se ha adaptado a la acupuntura para que los acupuntores, sin necesidad de saber Psiconeuroacupuntura, puedan entenderlo.

---

[1] Llamo al cáncer gran mal, pues es menos doloroso llamarlo así, ya que tienen menos connotaciones psicológicas.

Este tratado está basado en las enseñanzas transmitidas desde la Medicina Tradicional China y las aportaciones de la Psiconeuroacupuntura. Por este motivo, muchas de las teorías aquí expuestas tienen su justificación en estos conocimientos previos; ello significa que, si el lector no tiene estos conocimientos, puede no entender algunas cosas de las aquí expuestas no obstante iré recomendando lecturas de apoyo y comentarios explicativos.

La teoría China es muy amplia pero los conocimientos básicos necesarios para la comprensión de este manual serían los fundamentos teóricos de la misma[2]. En cuanto a los conocimientos de Psiconeuroacupuntura, sería recomendable para entender este manual la lectura, si el lector lo desea, del libro de introducción a la misma, titulado *"Introducción a la Psiconeuroacupuntura"* Editorial Dilema. Aún así, a una persona versada en la Filosofía oriental y abierta de mente no le será difícil la lectura de este manual, que puede hacernos ver la enfermedad desde una perspectiva totalmente diferente, y sobre todo, el enfoque de patologías tan graves como el cáncer o las enfermedades autoinmunes. Por ello, es de gran valor lo que aquí se expone.

Antes de empezar me gustaría explicar el porqué de este manual.

Hace ya algunos años, cuando termine los estudios de Medicina Tradicional China y me gradúe como Acupuntor por la oficina de Educación de Medicina Tradicional China del Departamento Estatal de la Administración de Medicina Tradicional China de la Republica Popular China, me dispuse a ayudar a mis pacientes con los conocimientos que me aportaba esta ciencia. Pronto me di cuenta que lo que más me interesaba eran los trastornos relacionados con el Shen por lo que me dispuse a estudiar todo lo relacionado con ello. No tardé en darme cuenta de que muchas de las enfermedades que acusaban mis pacientes tenían su origen

---

[2] Un libro que recomiendo a mis alumnos y que el lector puede consultar como apoyo a la lectura de este manual es "Teorías básicas de la medicina tradicional china" de la Universidad de Farmacologio y Acupuntura de Bejing.

en trastornos emocionales; por ello, cada vez me fui interesando más en el mundo de la psicología, hasta que me dispuse a estudiar la carrera de Psicología.

Ya que soy conscientes que las emociones afecta al Qi, y este desorden va alterando los movimientos armónicos del Qi, hasta que llega un momento donde se estanca, y es justo en este punto donde puede darse una de las causas del gran mal. Como ven me refiero a una de las posibles causas, ya que el gran mal puede ser causado por otras alteraciones como estancamiento de flema, noxas etc... En este libro solo nos centraremos en la etiología emocional de esta alteración.

Ahí empieza la gran experiencia de mi vida: cuando más estudiaba, más me daba cuenta y más percibía semejanzas entre estas dos disciplinas. Por un lado, la Psicología me hacía entender, de forma más objetiva, aspectos que desde la perspectiva china se entendían de forma más imprecisa o subjetiva. Poco a poco, fui elaborando una fusión entre muchas teorías de la psicología contemporánea (Psicología, Neuropsicología, Biopsicología, Teoría de la personalidad, de las diferencias, Psicometría... etc) y las fui uniendo a la teoría china creando un nuevo enfoque que bauticé como Psiconeuroacupuntura. Este enfoque tuvo mucha aceptación en varios congresos realizados por toda Europa y en varias escuelas, y me vi presionado por mis alumnos para escribir el libro de "*Introducción a la Psiconeuroacupuntura*".

En él se encuentran todos los fundamentos de mi futuro doctorado en Psicología, pero, claro, el lector entiende que ese libro es una introducción. La gente quiere aprender más y más y eso es buenísimo por lo que me dispuse a crear libros más técnicos en la materia y el que tiene usted entre manos es uno de ellos. La verdad es que este libro no debería salir a la calle de forma independiente a los de la colección avanzada de Psiconeuroacupuntura, pero es que, una vez desarrollado y terminado, vi que podía ayudar mucho a la gente, sobre todo a los terapeutas para que éstos, a su vez, ayuden a sus pacientes. En él encontrarán una explicación muy comprometedora sobre el tratamiento del Cáncer y otras enfermedades de la sociedad actual, ya que muchas de ellas tienen su origen en las alteraciones del Shen (no todas). Al ser la Psiconeuroacupuntura la ciencia que trata el Shen, creo que éste es un tratado único para el abordaje de estas patologías tan letales y, por ello, me he visto obligado a publicarlo como un libro aparte de la colección de Psiconeuroacupuntura.

Tema I. La etiología del proceso del gran mal

La fase Madera es, por supuesto, una de las fases más importantes dentro de la Psiconeuroacupuntura (*PNA*). Ya que estaría muy vinculada al Shen emocional, sobre todo con su función *JIQI,* esto es, la función que le atribuye la Medicina China al Hígado en cuanto mantiene libre el flujo de *Qi* a través de los meridianos de acupuntura.

Recordemos[3] el gráfico de la estructura de nuestro Shen según la ciencia de la Psiconeuroacupuntura:

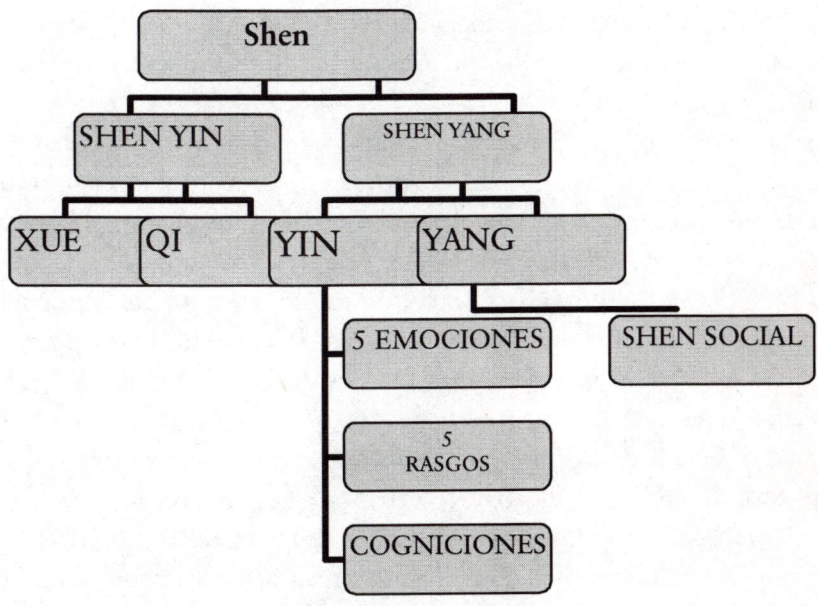

---

[3] Este gráfico es un resumen de cómo se estructura el shen desde la teoría de la psiconeuroacupuntura, simplemente es un análisis del mismo, no es importante entender esta parte, pero no por ello no la pongo.

Sabemos que el hecho de que todo el Qi fluya sin problemas por todo el organismo depende de la fase Madera[4]. Muchas veces, en clase, suelo comparar su acción a la de un policía urbano: se encarga de que el tráfico (que, en este caso, serían los meridianos) fluya sin problemas por las calles. Pero, por desgracia, es la fase más afectada por las alteraciones emocionales y, sobre todo, por la frustración que genera *Ira,* (de ella hablaremos muy detenidamente más adelante), hay autores contemporáneos que también sostienen que a la fase madera también le afecta la preocupación y la tristeza, (Giovanni Maciocia).

En Psicología se sabe que los estados emocionales no son independientes de nuestro pensamiento, sino más bien son una parte de los mismos. Por ello, una persona que esté frustrada procesará toda la información de su exterior de forma negativa; es justo en ese punto donde más tendremos que trabajar. Se trata de cambiar la percepción que uno tiene sobre su realidad ya que, si no hacemos esto, la fase Madera no realizará correctamente su función, y la función del JiQi se vera seriamente deteriorada.

Hoy por hoy, no nos cabe ninguna duda cuando afirmamos que las emociones afectan nuestro estado corporal y, además, sabemos que una de las más potentes es la Ira, que eleva el Qi; si este no se controla puede producir verdaderos estragos de salud. Además, sabemos que el Qi de hígado no solo se puede elevar sino que también se puede bloquear y hacer que la labor del policía urbano se vea dificultada. Este es uno de los mayores problemas que tiene esta fase, es decir, el bloqueo de todo el sistema energético.

Si imaginásemos el ser humano como una red de cables por donde se trasmite toda la corriente eléctrica, veríamos que hay zonas donde estos cables se unen. Si sometemos este sistema a mucha presión puede colapsarse y producir alteraciones como sobrecargas o cortocircuitos. Habría un mecanismo de protección del sistema pero, si se fuerza mucho, los fusibles pueden saltar y entonces aparecen los problemas. La Madera es este sistema de protección, se encarga de que la corriente fluya por el sistema sin alteraciones ni contratiempos, pero la Madera es muy frágil a

---

[4] Fenómeno denominado JiQi.

factores como el estrés y presiones emocionales y, muchas veces, se puede colapsar. Si se colapsa pasa los mismo que con los aparatos eléctricos: o aumentan de temperatura y acaban rompiéndose por algún lado o, por el contrario, se quema allí donde se ha producido el cortocircuito. Es decir, o se calientan (Shi Yang de Hígado) o se queman (bloqueo de Qi de Hígado).

Este bloqueo predispondrá a una serie de patologías que van desde las típicas contracturas musculares (emocionales) hasta las enfermedades más variopintas y mal diagnosticadas por la medicina alópata. Por ello, una de las cosas que tenemos que tener claro es que cuando tenemos delante de nosotros a un paciente con un diagnóstico como enfermedad de Crohn, colitis ulcerosa, cáncer de ...., fibromialgia... etc. podemos pensar que hay una alteración en la función de la fase Madera y que el conjunto de su Shen está comprometido.

Dado lo importe de esta afirmación creo que no estaría de más dedicarle unas cuantas líneas a este asunto.

Lo que voy a comentar ahora es muy importante, ya que puede cambiar la perspectiva de algunos tratamientos hasta hoy clásicos; por ello, enunciaré uno por uno los postulados en los que nos basamos para llegar al final a la conclusión; se trata de aspectos que, desde luego, no nos dejarán indiferentes.

1º- Tenemos que tener claro la función fisiológica del Hígado con respecto a la medicina china, no a la occidental[5].

Sabemos que el Hígado es el órgano que mantiene libre la circulación del Qi, por todos los meridianos.

«*Regularizar el JI QI: todos los movimientos de la energía (subida, descenso, entrada y salida; el significado etimológico de JI QI es movimiento (JI) del Qi (energía)*»

Li Ping, pág. 56

---

[5] Tenga presente el lector que cuando me refiero al Hígado me estoy refiriendo al órgano Zhan de la teoría china, en ningún caso me estoy refiriendo al Hígado como órgano en si mismo.

«*Se dice que la energía del hígado no debe ser obstaculizada(...);
si la energía del hígado se estanca, la energía de todo el organismo
se irá estancando* »

Li Ping, pág. 57

2º- Sabemos, pues, que por los meridianos circula libremente el Qi,
que éste puede verse alterado por la mala función del hígado y bloquearse allí donde se dé la alteración.

«*La pérdida de la función de drenaje y evacuación del hígado hace que
la expansión de la energía se obstaculice, el Ji QI quede trabado y la energía se estanque, apareciendo dolor*».

Li Ping, pág. 57

Por este motivo, se dice que el hígado controla el movimiento y la
ascensión del Qi y la sangre y los líquidos de todo el organismo.

Una de las funciones del hígado es, pues, la regulación del Qi; si ésta
función se ve alterada, pueden pasar una serie de cosas:

- *primero*: no se podrá seguir circulando y este Qi se bloqueará creando algias de tipo congestivo, sobre todo en la zona torácica,
  mamas y zona hipogástrica, pero y esto es lo importante en algunos casos se bloqueara en otras zonas, huesos, testículos etc...;
- *segundo*: si esto no se remedia, se puede producir un ascenso exa-
  gerado del Qi y que éste no baje, creando patologías como cefaleas congestivas, cara roja... etc.

Pero..¿qué pasa con la Xue (Sangre)? Los textos clásicos también dicen
que ésta depende de la función del hígado, por lo tanto,

- en *tercer* lugar: el bloqueo de Qi generará un estasis sanguíneo y
  posteriormente la solidificación de ésta, sabemos que el Qi y la
  Xue se apoyan mutuamente cuando uno se estanca acontinuación
  se estanca el otro, y,
- en *cuarto* lugar: la anormal distribución de los líquidos provocará
  estasis de los mismos y la formación de Tan, que se acumulará y se
  bloqueará en los meridianos. La MTCh considera este fenómeno

el co-causante de las adenopatías, resultado de la solidificación del Tan, que nosotros reconocemos como el caldo de cultivo de los tumores.

Ya tenemos la triada del gran mal, *"bloqueo de Qi-Xue-Tan"*

Por si fuera poco, sabemos, además, que todo esto puede ser también el causante de generar viento interno de hígado por el Shi yang hígado, teniendo así una posible explicación oriental a las *metástasis*; pero de esto ya hablaremos más detalladamente.

3º- Sabemos que las emociones son las causantes muchas veces de que el Qi del hígado se vea afectado; sabemos también que las emociones son uno de los factores patógenos considerados más dañinos para la esfera energético-funcional de hígado. Además, no solo la MTch considera este fenómeno, la Psicoinmunología[6]; hoy por hoy, sabe que el estado emocional afecta directamente al sistema corporal.

«La medicina tradicional china atribuye al hígado una parte de las funciones cerebrales, ya que las actividades psicomentales dependen de una buena armonía en la circulación de la energía y sangre»
Li Ping, pág. 58

«Todos los estímulos estresantes, ya sean psicológicos (por ejemplo, la consternación por la pérdida de un trabajo) o físicos (por ejemplo, la exposición al frío durante mucho tiempo), producen un conjunto básico similar de cambios fisiológicos: sin embargo, el estrés psicológico crónico es el que con más frecuencia se ha relacionado con la enfermedad»
John P.J.Pinel, Biopsicología, pág 556

---

[6] La psicoinmunología es la ciencia que intenta comprender la conexión que existe entre el sistema nervioso y el sistema inmunológico.

Antes de proseguir en esta línea de pensamiento, me gustaría explicar brevemente cómo funciona el Sistema inmunológico, ya que esto nos ayudará a comprender este fenómeno de forma más evidente. Esto es importante ya que el grueso de este trabajo se basa justo en ello.

PINCELADAS DE INMUNOLOGÍA

Hoy en día cualquier tratado de Psicoinmunología confirma que el estrés reduce directamente la resistencia hacia las enfermedades y, en especial, hacia las infecciones.

> *«Este hallazgo tuvo una gran repercusión en el campo de la psicología, debido a que mostró que el estrés podía desempeñar un papel importante en las enfermedades infecciosas, que hasta el momento se habían considerado estrictamente físicas»*
>
> Cohen, 1996. Cohen y Herbert 1996

Todo esto, generó un nuevo campo de investigación que fue el de la Psicoinmunología. Pasemos ahora a repasar de forma superficial el sistema inmunitario[7]: sabemos que todos los microorganismo se ven reforzados por un microclima que tiene que ser húmedo, cálido y aporte alimentos. Nosotros disponemos del sistema inmunitario para defendernos de estos microorganismos. Sabemos que en MTCh se denomina esta función como WEI QI pero el sistema inmunológico o WEI Qi tiene que tener algún mecanismo que sepa qué células son buenas y cuáles no. Esta función la hacen los antígenos, proteínas que se depositan encima de las células y así identifican si son buenas o malas. Esto es muy importante ya que el fallo en esta función puede ser fatal para nuestro organismo.

También tenemos que saber que el sistema inmunológico se defiende ante las infecciones de dos formas. Por un lado, tenemos un ejército de

---

[7] Si el lector está interesado en profundizar un poco más en esta materia, le recomiendo el libro de Antonio Celda (dir.)*"Inmunidad básica"* Edit. Labor universitaria.

defensas que ataca siempre de forma general y rápido contra casi todo tipo de invasores. Este ejército se encuentra en las barreras formadas por mucosas; en estas barreras se destruyen los enemigos y los fagocitos consumen y destruyen los restos. Por otro lado tenemos otro ejército defensivo, más específico, que a su vez se divide en dos subgrupos formados por células y por anticuerpos. A este conjunto se les denomina lifoncitos (glóbulos blancos, producidos por la médula ósea y almacenados en el sistema linfático) y estos son los lifoncitos T (células T) y los lifoncitos B (células B). Estas ultimas son las que se dirigen por anticuerpos.

¿Cómo se desencadena una batalla en el sistema inmune o el WEI QI dentro de nuestro organismo?

En primer lugar, un Macrófago engulle un enemigo. Al engullirlo sitúa los antígenos de éste en la superficie de la membrana celular lo que atrae a las células T. Estas tienen dos receptores en la superficie: uno para engancharse al macrófago en sí, y otro para el antígeno extraño. Una vez que el microorganismo ha sido expuesto e ingerido por el macrófago, una célula T con un receptor ya creado para el antígeno extraño se une a la superficie del macrófago infectado y se realizan una serie de reacciones. En estas reacciones se incluye la multiplicación de las células T ya con el receptor concreto para unirse a nuevos antígenos de ese tipo y a todas las células que hayan sido infectadas por él.

Ahora pasemos a las células B. Éstas son las mediadas por anticuerpo; la célula B se une al antígeno extraño para el que posee un receptor. Esto hace que la célula B se multiplique, genere anticuerpos y los libere al líquido intracelular, donde se unen a los antígenos extraños destruyéndolos o inactivándolos.

Una vez que tenemos este ligero recordatorio sobre el sistema inmunológico, nos preguntamos desde la perspectiva biomédica.

¿Cómo altera el estrés al sistema inmunológico? ¿Y, por paralelismo, al WEI QI?

Hoy por hoy está más que demostrado que el estrés ejerce una función depresiva del sistema inmunitario en el ser humano (el duelo, el divorcio, el cuidado de enfermos …etc.). Si el lector está interesado y quiere comprobar estas teorías remítase a Auphan et al, (1995), Maier, Watkins y Fleshner, (1994) y, sobre todo, le recomiendo la lectura del capítulo 17 del tratado de *Biopsicología* de Pinel.

Pero ¿son tan importantes estas depresiones sobre el sistema inmunológico como para afectar al organismo?

La respuesta es un rotundo "Sí". Los grandes avances dentro de la
Psicoinmunología, la Biopsicología, la medicina psicosomática demuestran que sí, dejando pocas dudas sobre ello.

Además sabemos que el estrés produce actividad neuronal y hormonal
a través de la hipófisis anterior → de ahí se traslada a la corteza adrenal
así como a través del sistema simpático de la médula adrenal. Las supra-
rrenales, entre otras cosas, segregan glucocorticoides, y sabemos que las
células B y T tienen receptores para ellos por lo que los bloquean.

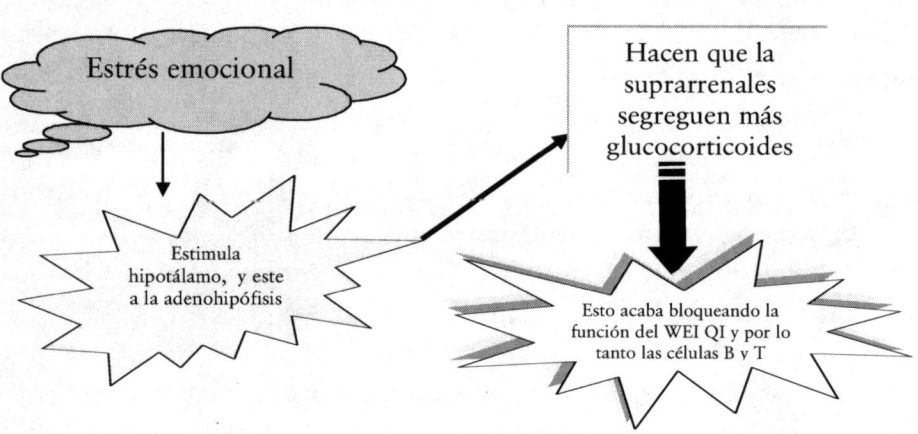

Bueno, lo expuesto hasta aquí es lógico y supongo que para muchos
nada nuevo; ahora pasemos a atar cabos sueltos e ir argumentando más
nuestra hipótesis con nuevos puntos de vista.

4º- En el cuarto punto vamos a hablar de la teoría convergente del
Shen. Esta teoría fue desarrollada en el libro de *"Introducción a la
Psiconeuroacupuntura"*. Con ella entenderemos aún más cómo el estrés
puede acabar perturbando muy seriamente el funcionamiento físico-energético del sujeto.

Todos los que estudiamos Medicina Tradicional China sabemos que, desde las perspectivas de las teorías clásicas, siempre se ha dicho que las emociones están repartidas por todo el organismo, siendo la fase fuego donde convergen todas. Así pues, cada fase posee una parte emocional y el Shen emocional sería la suma de todas en el concepto del Shen, entendiendo este concepto de mente-cuerpo como uno solo. Éste es uno de los puntos más importantes de la concepción oriental.

A partir de la dinastía Ming (1368-1644), muchos medios empiezan a considerar la inteligencia y la memoria como una función del cerebro y no del corazón. Como se suele atribuir en la Medicina Tradicional China, Li Shi Zhen dijo: "el cerebro es la residencia de la mente" y Wang Qing Ren (1644-1911) señaló que "la inteligencia y la memoria residen en el cerebro. (...)".

Solo quiero recalcar dos cosas. La primera es que estas teorías se desarrollaron antes que Occidente influyera en China, y la segunda es que aquí solo se hace referencia a la inteligencia y memoria. De todos modos, hay que decir que la percepción, la motivación y la cognición, en general, son constructos contemporáneos que, sin duda, se deben de hallar en el Mar de la Médula (cerebro).

Actualmente, gracias a las nuevas ciencias sabemos que muchos de los mecanismos de los que se vale la acupuntura para funcionar son a través del sistema nervioso pero..¡ojo! digo muchos, no "todos". Nadie, en su sano juicio, puede negar que muchos puntos actúan directamente estimulando ciertas parte del sistema nervioso periférico y, más concretamente, el sistema sensitivo. Tampoco, de momento, nadie puede negar que existen funciones de algunos puntos de acupuntura que no se pueden explicar bajo esa concepción; en fin, como en casi todas las ciencias, aún quedan muchas cosas por descubrir.

Está claro que la información trasmitida por la acupuntura puede ser trasmitida directamente al encéfalo o quedarse solo en el nivel medular, caso, este último, muy útil para el tratamiento del dolor. Pero a nosotros nos interesa la información que llega al encéfalo; allí, esta información es procesada, lo que pasa es que no sabemos cómo. Lo que sí sabemos es que la acupuntura interviene en las sensaciones emocionales de nuestros pacientes. Por ejemplo, la implantación de una aguja en el 4IG (Hegu) da lugar a que este estímulo llegue al cerebro y se vea con RM la estimulación en la zona del homununculo, allí en la mano, así como en el nervio esplácnico, por lo que ya no nos sorprende sus influencias sobre el Intestino grueso.

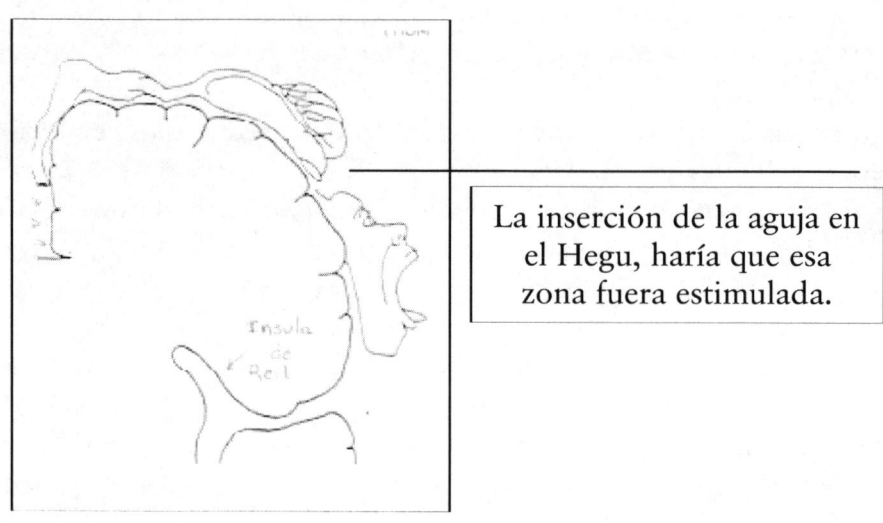

La inserción de la aguja en el Hegu, haría que esa zona fuera estimulada.

La teoría convergente del Shen postula que realmente la teoría emocional de la MTCh se encuentra en el encéfalo y que la inserción de agujas modifica la percepción de las emociones. Esto sería algo similar a lo que afirmaban los Drs. Li Shi Zhen y Wang Qing Ren; algo así como afirmar que los meridianos y sus funciones energéticas están situadas en el encéfalo y que la acupuntura actúa en forma de interruptores para activar estas zonas en el encéfalo. Pero hay que tener en cuenta que, cuando hablo de zonas no me refiero a pequeñas zonas con correspondencias precisas, como postulaba la Frenología.

«Según la doctrina de la Frenología del siglo XIX, los rasgos complejos, tales como la combatividad y esperanza... etc, se manifiestan en zonas específicas del cerebro, que se agrandan cuando los rasgos se desarrollan; se pensaba que este crecimiento de áreas locales del

encéfalo produce abultamientos y prominencias característicos del cráneo que las cubre, a partir del cual podía determinarse el carácter de un individuo. Este mapa distingue 35 facultades intelectuales y emocionales en áreas distintas del cráneo y del córtex cerebral subyacente»

R. Kandell, Eric: "Neurociencia y conducta"

En este dibujo veríamos las zonas de la Frenología;

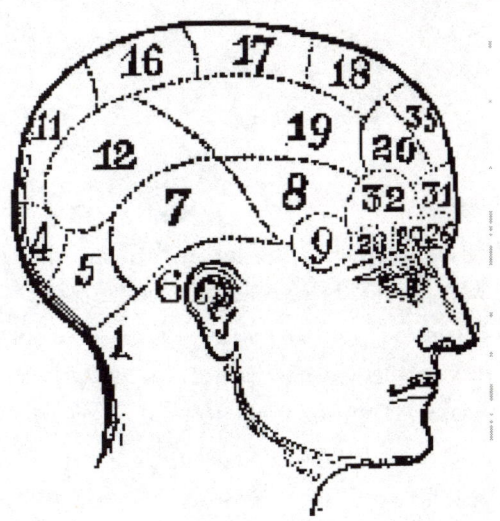

Queremos dejar claro que no nos referimos a estas zonas, sino a zonas complejas que intervienen en una emoción. Hoy sabemos que la información cerebral se ejecuta a la vez en muchas zonas del cerebro, pero también sabemos que algunas funciones están más concentradas en unas zonas que en otras, pero no al estilo de la frenología. Es importante que esto se diga para no llevar a malas interpretaciones esta teoría.

Por lo tanto, el dibujo que a continuación aparece sería la representación de la teoría convergente del Shen:

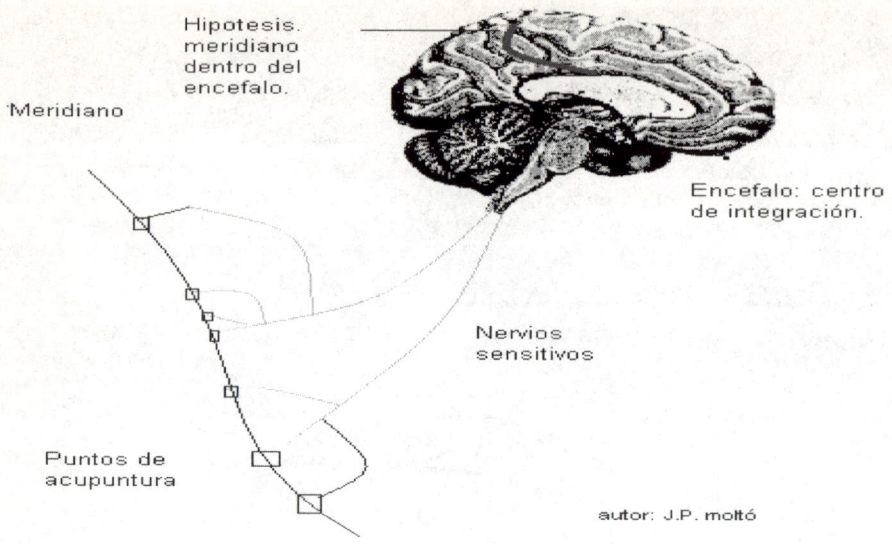

Hipotesis. meridiano dentro del encefalo.

'Meridiano

Encefalo: centro de integración.

Nervios sensitivos

Puntos de acupuntura

autor: J.P. moltó

Sabemos que la acupuntura pueden influir en el Shen de nuestro sujeto creándole un cambio en la percepción cognitiva. Esto, a su vez influirá, en todo su comportamiento psicológico, posiblemente regulando el estrés que, a su vez, influirá sobre los glucocorticoides y éstos sobre el sistema inmunológico, (haciendo más capaz al WEI QI) al no perjudicarlo.

Como vemos en el dibujo anterior, la teoría convergente del Shen postularía que podemos actuar sobre el encéfalo mediante los estímulos producidos por la inserción de las agujas.

«Hoy se conocen muy bien los efectos que una estimulación periférica ejerce como impacto cerebral, pudiéndose medir los potenciales evocados, no solo en niños, pacientes anestesiados o animales, sino, incluso, en enfermos deficientes mentales incapaces de discriminar un tratamiento del otro».

Anestesia y analgesia por acupuntura.

Y como antes hemos comentado:

«Por ejemplo, si se produce una implantación de una aguja en el hegu (4IG), da lugar a que el estímulo efectuado alcance el cerebro

*en la zona correspondiente en la mano y al mismo tiempo al campo
del nervio esplácnico».*

A,R. Gutiérrez y V. Simita-Ágreda: *Biomedicina*

Si entendemos que lo que hace la acupuntura es emitir unas señales
Yang al encéfalo y que éste las interpreta y que puede modificar su Yin
(estructura) y, que una vez modificado su Yin, manda información al
resto del organismo para equilibrarlo, comprenderíamos el núcleo de
esta tesis, es algo así como decir que gracias a la acupuntura estimulamos
algunas funciones del cerebro que estas acaban alterando ciertas sustancias en nuestro organismo que a la vez, facilitan o restauran la salud.

Esto es algo similar a lo que intenta la Psicoterapia pero, en su caso,
en vez de utilizar la acupuntura para modificar el Yin del cerebro, utiliza-
ría la palabra, que también tiene la capacidad de modificarlo (esto es
muy importante , ya que considero que es un factor desequilibrarte tan
poderoso como los factores climáticos, si cabe).

Una de las entrevistas que más me sorprendió con respecto a este
aspecto la encontré en la revista científica "Mente y Cerebro"[8]. Fue rea-
lizada al DR. Mark Solms (neuropsicólogo formado en la Universidad de
Witwatersrand en Johannesburgo, actual catedrático de Psiquiatría en el
Hospital Monte Sinai de Nueva York)[9].

El entrevistador le hace la siguiente pregunta:

–¿Cómo puede un tratamiento psicoanalítico ayudar a pacientes con
lesiones cerebrales?

M. Solms contestó:

–Aquí también se trata de descubrir conflictos internos. ¿Qué hace un
psicoanalista? Dialogando con el paciente trata de descubrir relaciones
causales que se sustraen a la atención consciente de la persona afectada.

---

[8] Investigación y Ciencia ."Mente y Cerebro" Nº18/2006, Entrevista
Neuropsicoanálisis, pág. 74.

[9] Pongo sus referencias porque sus explicaciones son muy importantes para
corroborar parte de esta teoría. Además, si el lector está interesado en profundizar más en ello recomiendo la lectura de Neuro-Psychoanalyse. Eine
Einführung Mit et al, 2003. Neuro-Wissenschaft und psychoanalyse. M. Solms
O.Turnbull. Palmos, Dússeldorf, 2004.

Una vez aclaradas éstas, el sujeto en cuestión puede desenvolverse mejor con los síntomas de la enfermedad, es decir, sin tensiones. Y esto supone un apoyo para la rehabilitación corporal y psíquica.

Como vemos, podemos interpretar que lo que busca el Psicoanálisis es desbloquear el Qi, al que previamente las "emociones" (entendidas bajo la perspectiva oriental)[10] han bloqueado al actuar sobre el Qi Ji del Hígado. Pues bien, la acupuntura hace lo mismo pero con los puntos; ambas disciplinas, intentarían hacer lo mismo desde varios puntos de vista diferentes, si se unieran el enriquecimiento sería mutuo, hay un buen libro que nos puede se útil para entender esto; "El dragón rojo" de Leon Hammer, a mi juicio es muy psicoanalítico más que psicológico pero aporta bastantes ideas interesantes.

PERO... EL SHEN TAMBIÉN ESTA FUERA DEL CEREBRO. EL GRAN DILEMA.

En Medicina China siempre hemos sostenido que las emociones están distribuidas por los órganos Zhan y Fu, esto es un punto muy importante dentro de la MTCh y en cambio es opuesto al pensamiento Oriental.

¿Cómo podemos entender que a través de los puntos de acupuntura se actúe sobre el shen? o si queremos llamarlo sobre la mente, yo expongo la hipótesis de activación directa, como he mencionado más arriba, pero solo es una teoría basada en un supuesto, y crean me, he pasado muchas horas intentando encontrar en las neurociencias alguna explicación a las teorías chinas por las cuales los puntos de acupuntura pueden actuar sobre las emociones y conductas humanas y la verdad es que nunca encontré algo convincente, de hecho realice un postgrado de Neuropsicología para adentrarme mucho más adentro del funcionamien-

---

[10] Entiéndame el lector que cuando hablo de las emociones me refiero a la perspectiva Oriental, no a la Occidental, ya que si uno se basa en los conocimientos de las emociones de la psicología contemporánea no se entenderá esto; de hecho, lo que el tratado de Psiconeuroacupuntura intenta es unir todas estas teorías.

to cerebral, y más y más el peso de la ciencia caía hacia Occidente, y yo no podía negar lo evidente que todos nosotros sabemos, y es que la acupuntura ayuda a nuestros pacientes a salir de sus alteraciones emocionales, y que paso....

El GRAN RETO DE LA MEDICINA TRADICIONAL CHINA.
.... Y EN PARTICULAR DE LA PSICONEUROACUPUNTURA...

Cómo justificamos que en MTCh se diga que el Shen esta en los órganos, repartiendo sus funciones por todo el organismo, cuando las neurociencias actuales han demostrado que los procesos mentales, tanto las emociones, las cogniciones, la personalidad es fruto de un órgano llamado cerebro....

Si nos ponemos a pensar, en cierto modo es difícil entender ese postulado de la MTch, se dice que el Shen descansa en la Xue "sangre" y esta es dominada por el Corazón por ello la Fase Fuego domina la mente, y sabemos que la Xue corre por todo el organismo, siendo este el motivo por el cual se dice que el Shen impregna todo nuestro organismo:

«El corazón alberga a la mente (Shen), el pulmón alberga el alma corpórea (Po), el hígado alberga el alma etérea (Hun), el bazo alberga el pensamiento (Yi), y el riñón alberga la voluntad (Zhi)»

Preguntas simples, capitulo 23

Por lo tanto tenemos el siguiente dilema;
"La mente que en su gran concepto nosotros asemejamos al Shen es producto del cerebro".
→Mente (Shen) = función del cerebro.
Por lo tanto la mente esta solo en el cerebro, O,
→Mente Shen = cuerpo y cerebro,
Es decir la mente esta contenida en el cerebro pero además se encuentra en otra parte, como es el cuerpo, versión china....
Como decía, la verdad, es que cuando más psicología estudiaba, más me inclinaba por el primer postulado, y es más, para realizar el libro que usted tiene entre manos, realice muchas investigaciones para apoyar la

teoría china, y simplemente no encontraba una explicación científica a este hecho, y desde luego soy consciente que la MTch no esta equivocada, solo que yo no era capaz de entender este fenómeno o que las neurociencias actuales no lo corroboraban, pero evidentemente, pregunte y pregunte a mis profesores, hasta que uno de ellos me dijo, ¿Conoces a Antonio Damasio?, y claro como no iba a conocer a este famoso científico, y me pregunto y su teoría de los marcadores somáticos, uy, pues no, conozco sus referencias científicas pero no esta teoría en particular, el profesor me recomendó que me informara de la teoría de los "marcadores somáticos" y desde luego que lo hice, y encontré el fundamento por el cual se puede defender el postulado oriental, y es más, llegué a encontrar el shen más allá del cuerpo, pero vallamos por partes y primero justifiquemos el primer postulado.

TEORIA DE LOS MARCADORES SOMÁTICOS[11]: como apoyo a la teoría de activación del Shen.

Primero tenemos que tener claro la fundamentación de este científico, Antonio Damasio[12], y su hipótesis sobre el marcador somático, primero expondremos su planteamiento.

Para actuar, lo que hacemos es imaginar situaciones, (razonar) con sus posibles consecuencias, y una vez hecho esto decidimos, por este motivo razonar y decidir están entretejidos y muchas veces se usan de manera indiferente, la cita de Phillip-Laird como dice Damasio capto este fenómeno;

«para decidir hay que juzgar, para juzgar hay que razonar, para razonar, hay que decidir sobre que se razona».

---

[11] Apuntes extraidos del libro, "Introducción a la Psiconeuroacupuntura" (2007)edición dilema.

[12] Antonio Damasio is an internationally recognized leader in neuroscience. His research has helped to elucidate the neural basis for the emotions and has shown that emotions play a central role in social cognition and decision-making. His work has also had a major influence on current understanding of the neural systems, which underlie memory, language and consciousness. Damasio directs the newly created USC Brain and Creativity Institute. Recomiendo visitar su página Web;

http://www.usc.edu/programs/neuroscience/faculty/profile.php?fid=27

Por este motivo esta tan entremezclado estos dos procesos, y es justo esto lo que los textos chinos quieren decir con; "En el corazón esta la sede de la imaginación", veamos este ejemplo;

Si usted se da cuenta, todo lo que pensamos lo estamos imaginando, una vez lo imaginamos, juzgamos si lo hacemos o no, dependiendo de algún juicio interno, *y aquí entra la teoría de los marcadores somáticos*, pero no voy a ser yo quien explique que son los marcadores se lo dejo a su autor, de momento yo me limito a exponer al especialista en MTch o PNA, que una de las funciones que hace el shen de corazón es imaginar, situaciones y sucesos, y según lo que decida actuará, y por esto mismo todo lo que hacemos lo imaginamos si tenemos mal el Shen de la fase fuego nuestra imaginación puede ser errónea, esto explicaría mucho de los trastornos psiquiátricos que sufre la población.

Damasio remarca, que para razonar hay que imaginar, pero la fuente de la imaginación la encontramos en nuestra memoria, que nosotros sabemos que está se encuentra en la fase agua, vemos como el Shen del Corazón y del Riñón están muy relacionados.

Hasta este punto en psicología ni Damasio ni yo hemos dicho nada nuevo, se habla en muchos manuales que la decisión utiliza la memoria y la imaginación para funcionar, pero, y aquí es donde entra Damasio, ¿donde están las emociones?, para la MTch esta claro en todo el cuerpo, pero para la psicología y demás ciencias no esta tan claro.

Para entender su hipótesis y demostrar la contundencia de la MTch, usaremos un ejemplo citado en el libro de Damasio[13].

Imagínese que usted es el propietario de un gran empresa, y puede o no puede concertar una cita con un posible gran cliente, que resulta ser a la vez el enemigo de su mejora amigo, sabe que la cita puede ser muy importante, pero, esto le puede crear grandes problemas con su amigo, como ve, los supuestos están creados por varias escenas "imaginarias", no al estilo de una película, sino como destellos pictóricos de imágenes, el problema es, ¿cómo escoger?, existen dos posibilidades, la primera es la teoría de la cual hablábamos antes sobre que la mente estaba en el cerebro, es decir "la razón elevada", la segunda posibilidad da cabida a la

---

[13] "El Error de Descartes", Editorial drakontos.

teoría de los marcadores somáticos y por consiguiente da soporte científico a la psiconeuroacupuntura.

Hablemos primero de la racional, ya que su tendencia viene desde muy antiguo y por ello esta muy arraigada en nuestro conocimiento colectivo, lo que en PNA llamamos "shen social", Patón, Descartes, Kant, usaban la lógica formal[14], basándose en que está da la mejor solución a cualquier dilema, y que debe de dejarse fuera de la razón cualquier emoción o pasión, se efectuará un análisis beneficio/coste en cada una de ellas, en el caso del ejemplo anterior, uno imagina los beneficios y perdidas de estas opciones y se actuará en consecuencia a este análisis, pero.... la mayorías de los problemas tienen mucho más que dos únicas alternativas como dice Damsio;

«Una parte sustancial de este cálculo depende de la generación continua de supuestos imaginarios adicionales construidos a partir de pautas visuales, auditivas, entre otras, y también de la generación continua de narrativas verbales que acompañan a estos supuestos y que son esenciales para mantener en marcha el proceso de inferencia lógica».

Pero ahora y esto es lo más importante, vamos a imaginar que antes de aplicar el análisis de coste/beneficio y antes de razonar hacia la solución ocurre algo *muy importante*. Cuando el resultado malo conectado a una determinada opción de respuesta aparece, por fugaz que sea, experimentamos un sentimiento desagradable en las *ENTRAÑAS*.

¿En que consiste el marcador somático?, en palabras de Damasio;

«fuerza la atención sobre el resultado negativo al que puede conducir una acción determinada, (...), con lo que hará que elijamos entre otras alternativas, la señal automática nos protege de pérdidas futuras, sin más discusión, y entonces nos permite elegir a partir de un número menor de alternativas, eso no quiere decir que no quede

---

[14] Pero cuidado con la lógica formal, ya que esta postula que para que A=B B=C, y esto llevado a los constructos cerebrales no sucede así, ya que cerebro da pensamiento, pero el pensamiento no es igual al cerebro, no son la misma cosa, usando la lógica formal esto falla.

margen para el análisis de coste/beneficio, pero solo después del que paso automático reduzca drásticamente el número de opciones».

«Los marcadores somáticos son un caso especial de sentimientos generales a partir de emociones secundarias. Estas emociones y sentimientos han sido conectados mediante el aprendizaje, a resultados futuros predecibles de determinados supuestos. Cuando un marcador somático negativo se yuxtapone a un determinado resultado futuro, la combinación futura funcionara como un timbre de alarma, en cambio, cuando lo que se yuxtapone es un marcador somático positivo, se convierte en una guía de incentivo».

«Muchas veces los marcadores pueden funcionar de forma encubierta».

Bien y esto es muy importante, lo que viene a decir la teoría de los marcadores somáticos es que, volvamos al dilema, por ejemplo, nos preguntan, ¿quieres ir al cine esta tarde?, nosotros notamos o percibimos una sensación orgánica, que recorre nuestras entrañas "Zang-Fu", si esta sensación esta asociada con algo positivo, decidimos que sí, pero si no, nos hace tender hacia el "no", pero ojo, podemos cambiar mediante el razonamiento nuestra actitud, esto daría explicación a las corazonadas, ya que sentimos que no debemos hacer tal o cual cosa, esto es por un marcador somático encubierto, lo más fantástico de todo esto, es que la MTCh, dispo-

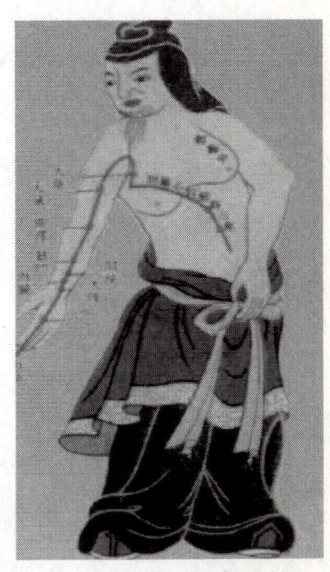

ne desde hace miles de años de la teoría de los meridianos, y sabemos que cada meridiano pertenece a una determinada fase, y que estas a su vez poseen unas emociones, que son sensaciones, que pueden explicar la génesis de los marcadores somáticos de Damasio.

Si nos atenemos a la evolución, y concretamente basándonos en las teorías de Darwin, se puede entre ver que el sistema nervioso autónomo era el medio neural por el cual el cerebro de los organismos menos evolucionados que nosotros intervenían en el mundo, y así regulaban su economía interna, por ello, el sistema nervioso autónomo proporciono precisamente esto, una red de entrada para señalar los cambios en las vísceras, poco a poco y gracias a la evolución se fueron creando formas más complejas de respuesta motriz, esto cada vez exigía al cerebro más complejidad en su estructura, por ello, desde la perspectiva evolutiva da cabida a la teoría del marcador somático, ya que este abarca un cambio del estado corporal, que incluye modificaciones, en los zang-fu y meridianos, mediado pues tanto por señales neurales, químicas y "energéticas".

Pero para esto, Damasio desarrollo un experimento, basado en el EMG, con esta técnica se puede medir los cambios que se dan en las medidas eléctricas en los pacientes, ante cualquier estímulo sea o no consciente, el electromiograma, puede medir la estimulación de los músculos.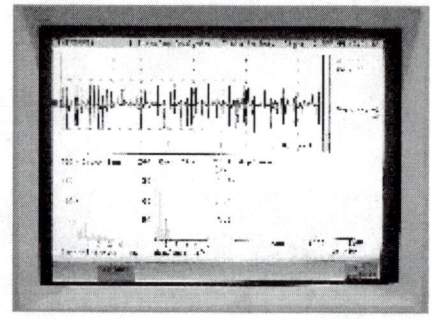

El EXPERIMENTO[15], fue sencillo, se seleccionaron dos grupos de sujetos, unos con daños cerebrales que afectaban a los lóbulos frontales, y otros sin estos daños, se les pasaron unas serias de fotografías, unas con contenido neutro y otras desagradables y emotivas.

Los resultados fueron inequívocos, los sujetos sin daño cerebral generaron abundantes respuestas de conductancia dérmica frente a las imágenes perturbadoras, pero no frente a las insulsas, sin embargo, los sujetos con lesiones en la zona frontal no generaron ningún tipo de señal, sus registros eran planos.

[15] A.R.Damasio, D. Granel y , Damasio (1991)" Somatic markers and the guidance of behavior: Theory and preliminary testing" en H.S.Levin.H. M. Eisenberg y A.L. Benton, Eds, Frontal lobe function and dysfunction, Oxfor university press, New York, pp. 217-229.
R.D Haré y M,J Quinn (1971); "psychopathy and autonomic conditioning" Journal of abnormal psychology, 77, pp 223-235.

Eso si, estos sujetos podían describir con palabras, el miedo y la repugnancia de las fotografías, esto demostraba que estos sujetos habían puesto atención al pase de las fotos y que habían comprendido el significado de las mismas, pero No habían generado una respuesta de conductancia en la piel, y por ello, no sentían nada sobre las fotos vistas, esto demuestra que *saber no significa sentir*, por ello, con este experimento queda claro que los pacientes podían evocar internamente el conocimiento objetivo de la foto, pero no podían generar un estado somático del mismo, y por ello *No sentían la emoción*.

Por esto, aquí podemos demostrar que la MTCh tiene un fuerte apoyo a su teoría empírica.

Por todo lo anterior creo que es importantísimo la teoría de los marcadores somáticos ya que corroboran el saber empírico de la MTch.

De todos modos también podrían existir otras teorías plausibles que explicaran cómo se puede trasmitir la energía, como la teoría de las resonancias. Yo soy de los que piensan que tenemos que tener siempre presente la Navaja de O´clam a la hora de interpretar teorías que dicen lo mismo[16].

Para ir reorientando toda la información aquí expresada, resumamos un poco todo esto:

1º) Tenemos que tener claro la función fisiológica del Hígado con respecto al Qi Ji,

2º) el Qi se puede bloquear en los meridianos y este bloqueo, si no se resuelve a la larga, puede estancarse la Xue, posteriormente el Tan y ser el origen de quistes y demás disfunciones que cursen con estas características,

---

[16] Se dice que se pueden explicar con varias teorías el mismo fenómeno, pero la teoría más plausible es aquella más sencilla, esto es un postulado muy utilizado en el mundo de la ciencias.

3°) las emociones son la causa etiológica principal que afectan la
     función QI Ji del hígado y que, por lo tanto, pueden (y así lo
     hacen) bloquear el Qi en los Meridianos,

4°) que la Psicoinmunología ha demostrado que el estrés afecta a la
     parte física, y las alteraciones emocionales son potencialmente
     una fuente de estrés.

5°) y la teoría convergente del Shen explicaría esta unión energéti-
     co-física,

6°) que todo esto también puede ser la causa del viento interno y
     éste ser el co-causante de las posibles metástasis. Este aspecto lo
     trataremos más tarde.

Ahora quiero hablar de una teoría con la cautela que se merece pues
su autor, hoy por hoy, no goza de muy buena fama entre sus colegas. No
quiero entrar en polémica y menos aún tener problemas, pero creo que
una parte de su teoría puede corroborar mucho lo que la Medicina China
durante años de forma empírica ha demostrado, y digo parte de su teoría
no toda.

Si su teoría fuese real, y hay suficiente carga teórica que la corrobora,
sería sorprendente la gran coincidencia que existe con la teoría que yo
expongo. Hablo de la teoria del Dr. R.G. Hamer, he señalado que hay
una parte de su teoría muy similar a la que yo propongo, por lo que veo
necesario explicar, aunque brevemente, la exposición de sus teorías.

El doctor Ryke Geerd Hamer afirma que una alteración emocional
aguda, mantenida un tiempo, puede generar en el cerebro una especie de
cortocircuito que puede ser visto de forma ¡¡objetiva!! con ayuda de un
escáner cerebral. La zona cerebral toma el aspecto de un círculo concén-
trico. Según Hamer, este fenómeno ha sido mal interpretado por lo radió-
logos, que muchas veces le echaban la culpa a un fallo del aparato. El Dr.
Hamer denomina este foco como "FOCO DE HAMER": según él, este
foco en el cerebro se convertiría en un **tumor** allí donde se reflejase, en
este punto no estoy muy de acuerdo, ya que solo sería válida esta teoría
en la zonas muy especificas del encéfalo, por ejemplo, las zonas sensitiva
y motora que si que esta muy delimitada su correspondecia con el resto
del cuerpo, yo solo sugiero que este foco si es verdad que existe, nos esta
señalando el bloqueo de Qi, además fijese en la fotografía es similar a
una honda energética.

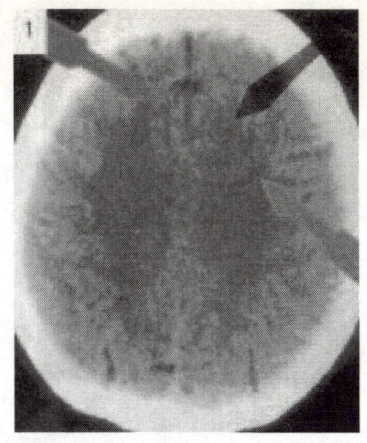

Esta foto está extraída de su pagina web "Nueva medicina germánica". Sé que a muchos de ustedes esto les puede sonar un poco extraño pero la verdad es que "encajan todas las piezas". Esta teoría "con referencia a los focos" está muy bien documentada. Respecto de sus otras teorías, yo no puedo opinar pues no puedo comprobarlas, pero si Hamer está en lo cierto (que sospecho que lo está) ha encontrado la forma de demostrar la teoría convergente del Shen y, sobre todo lo más importante, de reflejar cómo se bloquea la energía del hígado, ya que los escáneres no mienten y es fácil de corroborar. Esto daría mucha más base a la teoría convergente del Shen.

Por ello vamos a explicar detenidamente todo este proceso. Fijémonos en las grandes coincidencias de la teoría de Hamer con respecto a la teoría que estoy exponiendo con respecto a los tumores.

El acontecimiento sería el siguiente según Hamer: se pueden dar dos casos en los que uno sea brutal, a nivel emocional (imaginemos que nos dicen que nuestro hijo ha fallecido en un accidente de tráfico - solo leerlo ya nos pone la carne de gallina-), y otro que sea crónico y genere un estrés continuo (estar sometido a mobbing laboral, por ejemplo).

Empezaremos por el primero, es decir, un sock violento (p.e., una muerte inesperada, un accidente de un familiar... etc) en el cual lo esencial es que no nos hemos podido ir preparando poco a poco de forma psicológica para este suceso. Esto produciría un bloqueo emocional que afectaría el Qi de Hígado y provocaría un bloqueo de Qi allí donde la circulación estuviese en su máximo esplendor.

Recordemos la teoría china sobre la circulación del Qi. Hay un ley llamada **medio día / media noche,** que se refiere a que los órganos y las vísceras tienen mayor carga energética en determinadas horas del día, es decir, tiene una actividad más amplia durante dos horas al día. En ese Meridano, el Qi está en su máximo. Si en ese momento se produce un sock emocional, la función del hígado (Qi Ji) se verá seriamente perjudicada y se creará un bloqueo de Qi en esa zona. Esto explicaría la gran diversidad de masas que atormentan al ser humano por todo su cuerpo; estómago, páncreas, huesos, testículos, ovarios, pechos... etc. Pero ¡ojo! dejo claro aquí (y en todas las partes que haga falta de este manual) que esto da explicación a muchos tumores, pero NO a todos. Pueden existir otras formas de etiología, no lo dudo, pero le recuerdo que el manual que tiene usted entre las manos versa sobre el Shen, por lo que desarrollamos al máximo sus posibles conexiones con la enfermedad física; sobre las otras posibles causas ya se encargan otros manuales.

Por ello no creo que esté de más exponer los horarios del Qi:

- Pulmón   de   3   a   5 horas.
- Intestino Grueso   de   5   a   7 h...
- Estómago   de   7   a   9 horas.
- Bazo   de   9   a   11 horas.
- Corazón   de   11   a   13 horas.
- Intestino delgado   de   13   a   15 horas.
- Vejiga   de   15   a   17 horas.
- Riñón   de   17   a   19 horas.
- Maestro corazón   de   19   a   21 horas.
- San Jiao   de   21   a   23 horas.
- Vesícula biliar   de   23   a   1 horas.
- Hígado   de   1   a   3 horas...

Se supone que, en cada instante del día, la energía está más pletórica en un sitio que en otro. Así, si la desgracia ocurre, por ejemplo, sobre las 15 horas, el meridiano más afectado será el de la Vejiga, siendo justo en este sitio donde empieza la alteración y el desequilibrio; sería pues en ese momento cuando aparece el foco de "Hamer". De cualquiera de las maneras, aparezca o no el foco, está claro que la medicina China sabe que es un factor etiológico justificado para alterar el funcionamiento del sistema energético.

Ahora, fijémonos en el dibujo siguiente;

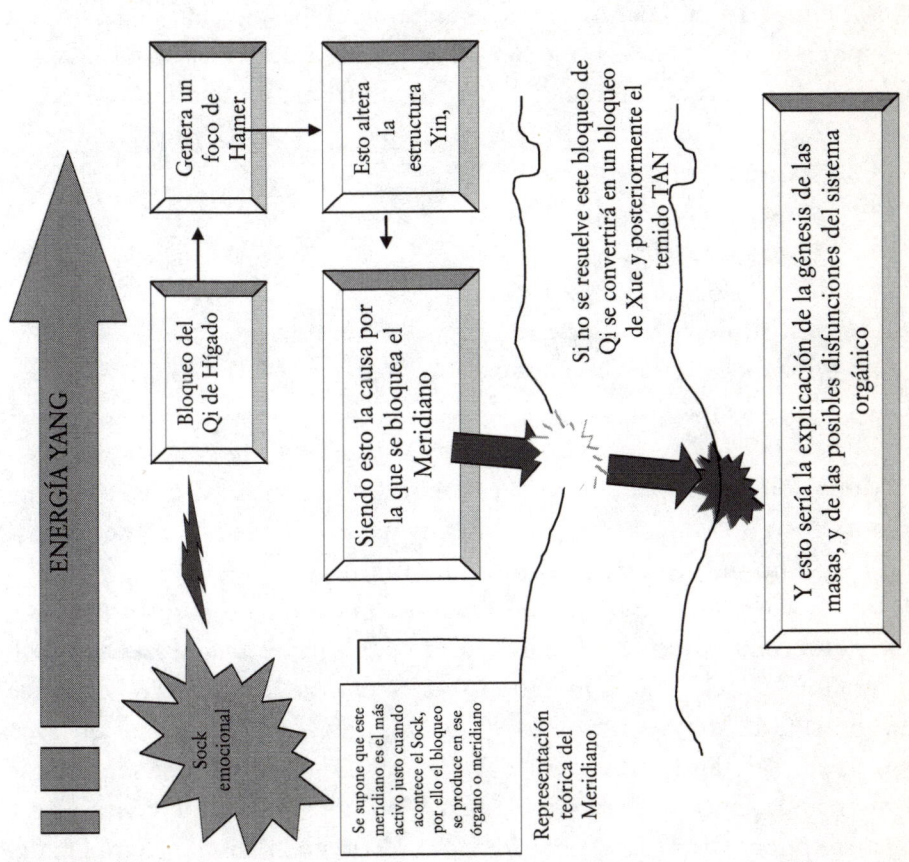

ENERGÍA YANG

Genera un foco de Hamer

Bloqueo del Qi de Hígado

Esto altera la estructura Yin,

Sock emocional

Siendo esto la causa por la que se bloquea el Meridiano

Se supone que este meridiano es el más activo justo cuando acontece el Sock, por ello el bloqueo se produce en ese órgano o meridiano

Representación teórica del Meridiano

Si no se resuelve este bloqueo de Qi se convertirá en un bloqueo de Xue y posteriormente el temido TAN

Y esto sería la explicación de la génesis de las masas, y de las posibles disfunciones del sistema orgánico

Como decíamos, si el problema sucediera, por ejemplo, a las 15 horas, seguramente se vería afectada la fase Agua y en particular la Vejiga, generando un bloqueo de Qi en esta fase, afectando meridianos u órganos dependiendo de cada sujeto. Este bloqueo de Qi podría, si no se disuelve mediante resolución del conflicto (tratamiento basado en la Psiconeuroacupuntura), bloquear su binomio, es decir, la Xue, y pasar a formarse una masa. Si esta masa no se disuelve, el Tan hará acto de presencia y se creará un tumor.

Por ello, este tipo de impactos son altamente perjudiciales para todo el sistema; además, sabemos que hay veces que puede haber un bloqueo de Xue y Qi en el sistema torácico y dar un Síndrome torácico. En Medicina China sabemos que hay cuatro causas de Bloqueo del Qi Torácico.

- Estancamiento de Xue.
- Estancamiento de Qi.
- Frío en Corazón.
- Tan en Corazón.

Los dos primeros son los que más nos interesan:
– Estancamiento de Xue.
– Estancamiento de Qi.

Vemos que esto sucede así con la teoría de Hamer, ya que el impacto crea un foco de Hamer, que, según él, genera un tumor o, en determinados casos, no se crea una masa sino un infarto.

En mi opinión, yo no soy tan radical como Hamer, pienso que no se genera un tumor sino el caldo de cultivo para que éste aparezca, es decir, se crea una afección de la función QI Ji. Si el organismo no consigue reequilibrarla, al final su binomio "Xue" se unirá, y entonces sí que será posible que el Tan genere una "masa"[17] que muchas veces se identificará como benigna y otras como maligna. Según nuestros conocimientos, este quiste se puede disolverse, siempre y cuando sea benigno. Si resulta maligno, habrá que intervenir para evitar males mayores.

El problema es que si se suma al binomio "Qi-Xue" la temida "humedad" o "Tan", el compromiso energético será mucho más grave y enton-

---

[17] Cuando escribo masa, me refiero que no necesariamente será un tumor.

ces la reabsorción de esta masa será, muchas veces, imposible pues la humedad es de difícil metabolización y más aún cuando ésta está en una zona muy concentrada. En estos casos está indicada la cirugía y técnicas más invasivas como la quimioterapia, radioterapia etc... Quiero dejar claro que estas técnicas solo quitan el Tan concentrado en una parte del organismo, pero NO corrigen el estado mórbido del sujeto; por ello, por sí mismas no vencen el tumor y es necesario tratar la alteración físico-energética para evitar las temidas reincidencias o metástasis, que posiblemente son causadas por viento.

Tema II. Hablemos ahora del viento

Según un artículo que leí en el *Journal of TCM*, 26, 279-281, 2006[18], la formación de las metástasis son uno de los fenómenos más temidos por los especialistas en el campo de la Oncología, ya que es una de las principales causas de morbilidad de los sujetos que sufren de cáncer.

En este artículo se presenta por primera vez la tesis de que el viento interno de origen hepático es una de las causas de las metástasis; no solo la única pero sí la principal.

Como sabemos, el viento puede ser externo e interno. El primero, como dice el artículo, es el más común de los seis factores climáticos y el segundo, una de las manifestaciones patológicas de las alteraciones del Yuan Qi.

Sabemos que el viento interno tiene que ver mucho con la fase madera y que se caracteriza por un cambio y movimiento; también sabemos que el viento interno ataca a los órganos cuando éstos están débiles, alterando su función. Las alteraciones del viento se pueden propagar por los meridianos y los colaterales agrediendo a los Zang. En este artículo, se afirma que el hígado es la fuente de todas las enfermedades.

En este mismo texto, también se entiende que el tumor es producido por estasis de Qi, estasis de Xue, producción de Tan, acumulación de toxinas y, a la larga, produce la formación del tumor.

Solo añade que, a la formación de tumor, se le acompaña la génesis de viento interno; éste, a su vez, levanta el viento hepático, que se encarga de remover el tumor hacia los zang fu internos, sin olvidar el cerebro, el sistema linfático, la piel... etc.

Sabemos que las enfermedades producidas por viento se caracterizan por ser de rápido inicio y cambio; esto explica por qué los pacientes

---

[18] Autores: He Yong He, Guang An Men Hospital, China Academy of Chinese Medical Science, Bejing 100053 China.
Han Jing, Jiuyuan District Hospital of TCM, Bautou, The Inner Momgolia Autonomous Region, 014060, China.

diagnosticados de cáncer están ya muchas veces en una fase avanzada de su enfermedad y que, por desgracia, muchas veces las metástasis pueden ser generadas de una forma muy rápida.

En este artículo se habla de que, para tratar las metástasis, hay que usar drogas que dispersen el viento interno.

Por ello entendemos que el tumor es el síntoma de la enfermedad, no es la enfermedad por lo que, a veces, quitando el tumor creemos que la enfermedad ha sido vencida y esto, desde el punto de vista de la PNA, no es así. Hay que equilibrar el Shen para que éste no siga bloqueando el sistema.

Además y esto lo desarrollaremos más adelante, si afirmamos que el viento es el co-causante de las posibles metástasis, o si no lo es ayuda a ello, mi pregunta es;

¿Cuáles son las causas según la MTCh en la génesis de viento interno?, sabemos que son como mínimo tres;
- Shi Yan Hígado.
- Xu Xue.
- Xu Yin.

Como vemos las Xu de Yin-Xue son alteraciones que predisponen a que se genere viento interno, esto es curioso ya que mi segúnda pregunta es, ¿Si se extrae un órgano, p.e. mamas, ovarios, etc... no se esta generando mas Xu Yin o Xue y esto fomentara el viento interno?, la verdad es que esta pregunta es inquietante, yo creo que para evitar esto, hay que tonificar la xue o el yin de forma masiva antes y después de las operaciones.

¿QUÉ HACEMOS?

Desde luego el trabajo que tenemos que hacer es desde varios frentes, tenemos que tratar el desorden atendiendo a varios puntos a la vez, por ello la PNA nos ayudara ya que poseemos varías estratégicas terapéuticas.
A) fórmula primaria,
B) fórmula secundaria,
C) fórmula estructural,
D) medicina interna,
E) y ayuda verbal.

Estas formulas las explicaremos más adelnate, solo vamos a exponer ahora otra vez el proceso morvoso del gran mal, atendiendo a la etiología de origen emociona.

1º) las emociones como la ira, la preocupación, tristeza etc… afectan la función QiJi del hígado, y sobre todo las emociones agudas como hemos expuesto anteriormente.

2º) este fenómeno puede generar un bloqueo de Qi, que si no se resuelve se suma Xue, y si esto no se remedia o en el paciente coexiste una xu bazo o una predisposición a la humedad se puede generar la triada del gran mal.

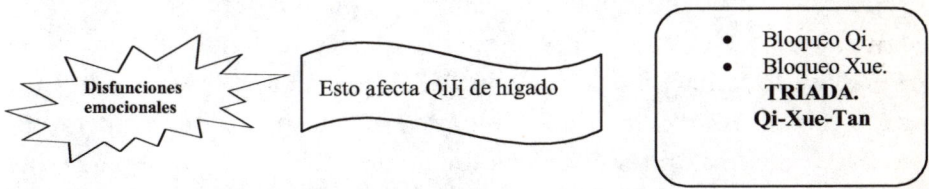

Ojo; tenemos que tener especial cuidado con sujetos que presenten Xu en la función de la Tierra, pues pueden generar con mas facilicad Humedad, y es lo susjetos que sufran de viendo pues el viento, ayuda a dispersar la triada.

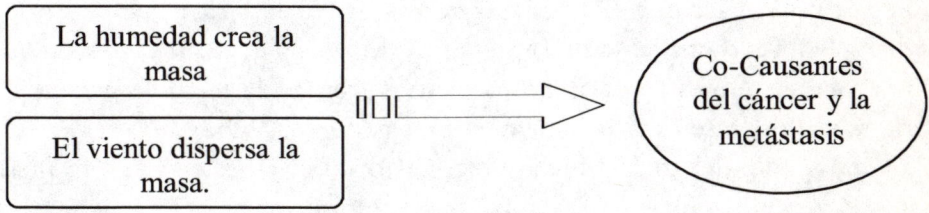

Entonces el resumen es este;

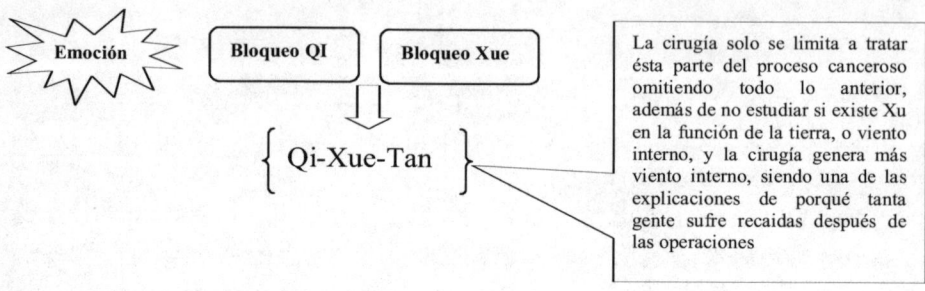

Hasta aquí está claro: nuestra técnica terapéutica sería el apoyo emocional, hacer que el sujeto lleve el conflicto de la manera más digna posible y, sobre todo, mejorar la función del Qi Ji. Ya que vemos que la etiología es esta, si no regulamos este bloqueo el paciente no se recupera. En este caso, nosotros utilizamos el protocolo de la PNA, que vamos a recordar a partí de ahora, en PNA como hemos visto nos basamos en unas fórmulas, como el lector no tiene por qué saber cómo son estas fórmulas (ya que no tiene por qué haber estudiado PNA) las explicaremos de forma resumida en los siguientes temas. Aunque en el caso de los socks emocionales hay ligeras variaciones respecto al orden, primero explicaremos estas fórmulas o formas de plantear el tratamiento y luego justificaremos por qué el orden es diferente en estos casos[19].

Por ello, antes de nada, tendríamos que diseñar el protocolo establecido en la PNA. Para que el lector no se despiste le explicaré que en PNA se han elaborado una serie de formulas destinadas a corregir el desorden que acontece a nuestro paciente por varios frentes, la fórmula primaria sería saber qué fase es la posiblemente más alterada, saber a qué hora se hizo consciente del sock. Muchas veces esto no es tan fácil saberlo, por ello nos veremos obligados a realizar las exploraciones complementarias

---

[19] Recuerde el lector que esta leyendo un tratado de psiconeuroacupuntura, esta sigue un riguroso protocolo de tratamiento, que en este caso no se cumple por motivos que más adelante justificaremos.

que nos ayudarán a ello (me refiero a la anamnesis propia de la medicina china, ver qué fase es la más alterada).

Recordemos las ocho reglas de diagnóstico (Ba Gang):
- Yin-Yang
- Biao-Li.
- Frío-Caliente.
- Vacío-Plenitud.

Y los cuatro métodos de diagnóstico:
- Inspección.
- Palpación.
- Interrogatorio.
- Escuchar.

Tema III. Formula primaria

Antes de meternos en materia quiero decir que consideramos de necesidad primaria en PNA regular siempre los ciclos Zhen y Ko en cualquier tratamiento, ya que, a nuestro modo de entender, son el centro de cualquier desorden energético. Ambos ciclos son de vital importancia.

Por ejemplo, imaginesmos que nuestro sujeto se entera de una desgracía a las 15 horas; en este caso, el bloqueo del Qi será en la fase Agua, y en concreto en el Meridiano de la Vejiga.

Por lo tanto, el punto elegido será:

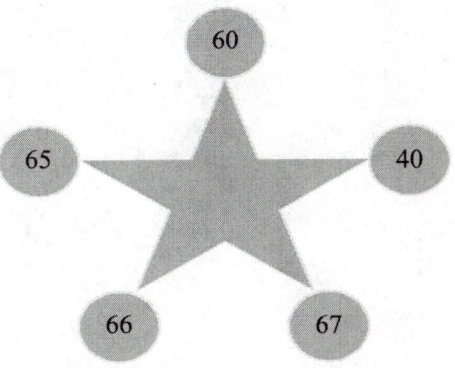

El punto que la normaliza es 66V, ya que en principio la fase Agua no está ni en Shi ni en Xu. Lo que ocurre es que está supuestamente bloqueada por el acontecimiento emocional brusco pero ¡ojo! está más que claro que cada paciente es un mundo y, en este ejemplo, estamos dejando de lado muchas variables. Esto solo es un ejemplo, ya que lo que pretendemos es explicar la praxis de este proceder.

Ya tendríamos uno de los puntos principales de la formulación primaria:

– *formula primaria:* 66V, siendo este punto el que en principio armonizaría el desequilibrio de la fase Agua; se puede decir que con este punto podríamos reinvertir el foco de Hamer.

No obstante, en muchas mesas redondas[20] en las que se debate el proceso fisico-energético implicado en este proceso, se ha llegado muchas veces a la conclusión de que, además de la implicación en el ejemplo anterior de la vejiga, también estaría alterada la fase Madera. Estas aportaciones se las debemos a Daniel Torres. Así pues, además de la vejiga, que en este caso se altera por el momento de la noticia, ya que es a las 15 horas, si nos atenemos a la teoría, se sabe que la fase que más se altera por los procesos emocionales es la Madera, por lo que no se descarta también el tratamiento de esta fase. En este caso, el punto indicado es el 1H, que es el que regula la fase hepática.

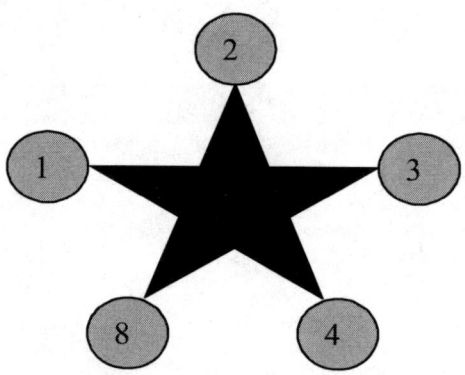

Y, además, si nos atenemos a las teorías clásicas, el Shen utiliza como escudo emocional al maestro Corazón, por lo que es también muy importante el punto de regulación del mismo, en este caso sería el 8MC.

---

[20] La psiconeuroacupuntura es una ciencia viva y abierta, una vez el profesional accede al nivel de psiconeuroacupuntor en investigación, tiene acceso a todas las reuniones científicas en las cuales se perfila con más detalles las teorías de la PNA, por ello hablamos de mesas redondas donde se debaten mejoras del sistema.

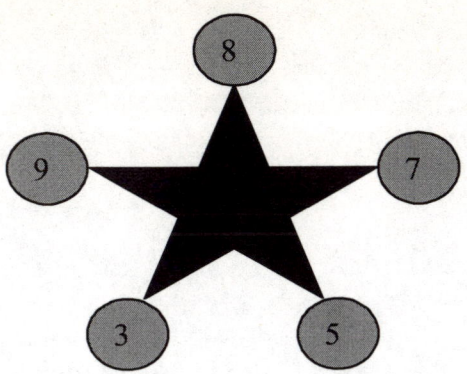

Así concluimos, gracias a las aportaciones de Daniel torres y a las propias de la PNA, que en este tipo de casos la fórmula primaria sería:

66V, 1H, 8MC

Resumamos y ampliemos; *protocolo a establecer*, **primero** saber a que hora se tuvo el disgusto, esto nos da el Zhan o Fu alterado, pero... ¿si no hay hora, es decir, es un trastorno indeterminado?, por ejemplo, tener un hijo con problemas con las drogas, que a nosotros nos preocupa mucho, en este caso, se puede utilizar la interpretación de los sueños, pero OJO, la interpretación de los sueños basas en la teoria de la Psiconeuroacupuntura, en este libro e añadico un anexo (D) que explica un poco esta teoría, pero existe un libro dedicado al desarrollo de todos sus por menores, por ejemplo hablamos del famoso "Qi Nocturno" etc... "Emoción y Sueño", editado por la asociación Española de PNA[21],Y otro recurso que tenemos es la exploración típica de la MTCh.

Luego puntúramos el punto de la fase madera y después el del Mestro Corazón, ya tenemos pues el paso **segundo** y **tercero**.

---

[21] Si están interesados en conseguirlo puden ponerse en contacto con la asociación, en qimedica@hotmail.com, o juanpablo@su-wen.com.

Tema IV. Formulación secundaria

Ahora pasemos a la formulación secundaria. En este caso, nos basamos en la diferenciación de síndromes. Es básico dominar esta parte de la MTCh por lo que recomiendo en este caso la lectura de los libros de introducción a la PNA, o el libro de "Fundamentos de Acupuntura" de Giovanni Maciocia, ya que se explica con todo detalle la teoría de la diferenciación de síndromes.

Como es lógico pensar en los casos emocionales, estará afectada la función del hígado en cuanto a la función (QI JI). Por ello, lo normal, es usar la fórmula que haga funcionar esta parte tan importante de la fase madera. Pero ¡ojo! muchas veces podemos encontrar que este bloqueo genera un ascenso de Yang de Hígado y, es más, en muchas personas puede existir algún síndrome alterado o alguna zona de su cuerpo en desarmonía, por lo que en estos momentos se podrán dar signos en esta parte del organismo.

Y sobre todo, cuidado con la existencia de Viento interno porque es de máxima urgencia dispersarlo, ya que la metástasis se vale de él para volar por dentro de nuestro organismo.

Imaginemos a una persona que sufra de Xu de Yang de Bazo. Es posible que en estos momentos el bloqueo de Qi de Hígado agudice aún más el cuadro de Bazo por lo que es interesante, y muchas veces necesario, recurrir a un buen diagnóstico basado en la diferenciación de síndromes. En PNA hemos intentado describir los más importantes y aplicar unas fórmulas a cada uno de ellos.

Para desbloquear del Qi de Hígado, en PNA propusimos los siguientes puntos:

2H, 34VB, 14H.

Pero, como decíamos, hay que tener en cuenta que no exista otro síndrome que empeore la situación y que la fórmula desbloquee la fase Madera; en el caso que existiera otro síndrome añadido, procederíamos de la misma manera, es decir aplicando la formulación establecida para dicho síndrome.

Para que el lector no se líe añado en este libro el Anexo (A), que es el resumen de los signos mórbidos que proponemos en PNA para concluir que un paciente está afectado de tal o cual síndrome. Pero téngase en cuenta que solo es una guía orientativa, aunque para estandarizar los tratamientos a cada síndrome encontrado se le ha añadido una fórmula terapéutica para su regulación.

Ya tenemos pues la fórmula primaria y secundaria;
Fórmula primaria: 66V,1H,8MC.
Fórmula secundaria: 2H,34VB,14H.

[Nota]; Hay que ver si existe otro síndrome y tratarlo como tal y, sobre todo en estos casos, tener mucho cuidado si hay presencia de Viento interno, ya que es vital controlarlo.

TEMA V. FORMULACIÓN TERCIARIA

La fórmula terciaria es más compleja de desarrollar pues hay que buscar un punto de acupuntura que actúe sobre el campo emocional determinado para cada caso. Nosotros los llamamos puntos sintomáticos. Encontramos todos estos puntos muy bien desarrollados en la tesis de Rafael Francisco Ruiz Rodríguez, (XIN LIN) "Tratado sobre la mente" pero como, hasta que no sea publicada esta fabulosa tesis, al lector le será difícil encontrarlos, los expongo como anexo (B) en este manual. Además quiero agradecer a Rafi esta aportación y extenso estudio.

Esta tercera fórmula saldrá de estos puntos por lo que será muy personalizada, ya que cada paciente necesita unos puntos específicos.

Pero, de todos modos, quiero hablar de cinco puntos que casi siempre estarán indicados en este tipo de casos, ya que actúan directamente sobre el Shen de cada fase: estos puntos pertenecen al meridiano Tai Yin del pie.

Entre los puntos de este canal, encontramos cinco a los que tradicionalmente se les atribuye la capacidad de influir sobre su aspecto psicológico y emocional correspondiente.

Estos puntos no sólo influyen sobre la mente a través de su mecanismo psico-patogénico (dispersando el Calor que molesta al Corazón, tonificando el Yin renal para mejorar la nutrición del Cerebro, provocando por un bloqueo emocional... etc.), sino que, además, son capaces de efectuar una acción directa sobre su Shen, sobre el Shen específico de cada uno de los principales órganos Zang.

Suolie de Morant nos habla de estos puntos presentándolos como las herramientas más potentes para el tratamiento de alteraciones psico-emocionales. Se trataría de los puntos Shu dorsales correspondientes al Pulmón, al Corazón, al Hígado, al Bazo y al Riñón. Este autor señala que estos puntos deben ser manipulados con cuidado ante la posibilidad de una fuerte reacción de desbloqueo psico-emocional.

También Yves Requena, en su libro sobre Psicología y Medicina China, señala la importancia de estos puntos para poder influir sobre los diferentes tipos de Shen.

En el canal Tai Yang de la Vejiga, que el Dr .Hammer identifica con el sistema nervioso, existen cinco puntos que permiten actuar sobre el Shen del paciente.

Podemos influir sobre las alteraciones (excesos o deficiencias) de nuestras emociones a través de la intervención sobre estos cinco puntos, actuando directamente sobre la emoción afectada.

Sin embargo, también podemos influir sobre una emoción alterada mediante la aplicación de las leyes de la penta-coordinación. Por ejemplo, tonificación del V20 (Shu del Bazo) para controlar miedos, fobias... etc.

También podemos combinar ambas posibilidades en una terapia: actuar dispersando o tonificando la emoción alterada y aplicar las leyes de la penta-coordinación para controlar o nutrir esa emoción.

LOS CINCO PUNTOS SHEN

–V13 potencia la energía psico-emocional del Pulmón (Shen Po). Moxando este punto ayuda en estados profundos de tristeza y melancolía.

También lo utilizaríamos para aumentar su instinto de supervivencia, su egoísmo, su cuidado por sí mismo y por sus cosas.

Podemos tonificar su Yin a un paciente con incapacidad de establecer relaciones.

O tonificar su Yang para tratar una excesiva dependencia en las relaciones de un paciente.

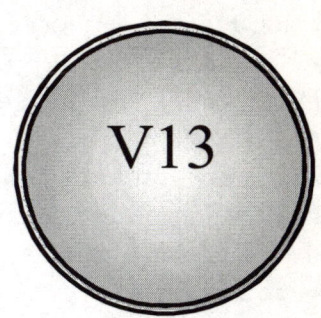

Shen del Pulmón

–V15 es el punto Shu del Corazón, por lo que es uno de los puntos más influyentes en las psico-emociones.

Para su tratamiento psico-emocional específico (Shen Thân), podemos tonificar su Yin ante una personalidad aburrida y monótona (mejor si lo combinamos con V17).

Otro ejemplo: podemos tonificar su Yang moxando este punto ante una persona sin capacidad comunicativa.

Shen del Corazón

–V18 es, sin duda, uno de los puntos más influyentes en las alteraciones psico-emocionales relacionadas con el Shen Hun, sobre todo en las relacionadas a la frustración, ira, tensión emocional, tensión nerviosa, estrés, ímpetu... etc.

Dispersar su Yang tratará una personalidad agresiva o colérica.(26)

Si nos encontramos con un paciente que sufre incapacidad para hacer frente a los problemas cotidianos, trataremos el Exceso de Yin.

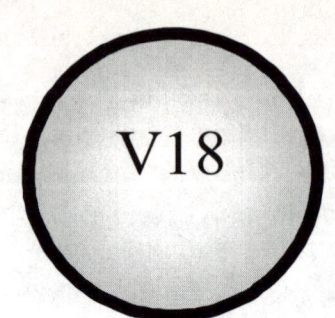

Shen del Hígado

–V20 trata todos los casos en los que se ve involucrada la función psico-emocional del Bazo (Shen Yi), lo que recoge la capacidad de raciocinio, la lógica...etc.

Soulie de Morant indica este punto para niños con problemas de aprendizaje, por ejemplo.

Podemos dispersar el Yang de Bazo para una personalidad narcisista y vengativa. También podemos tonificar el Yin para una personalidad indiferente, que "pasa de todo".

Shen del Bazo

–V23 es el punto que elegiremos para tratar las desarmonías relacionadas con el Shen Zhi.

Podemos tonificar su Yang moxando este punto; por ejemplo, para tratar la falta de energía para actuar, la falta de confianza en uno mismo o en los demás, falta de empuje para solventar los problemas, falta de voluntad, falta de control sobre las emociones... etc.

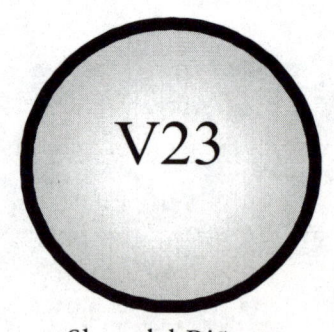

Shen del Riñon

Por ello, en la fórmula terciaria elegiremos el punto que más se adapte al caso.

1º: 67V
2º: 2H,34VB,14H.
3º: punto más indicado según caso.

Tema VI. El orden del tratamiento

Pues bien, y esto es importante, en PNA siempre seguimos este orden: fórmula primaria, fórmula secundaria y, en tercer lugar, la fórmula terciaria.

Fórmula primaria

Fórmula secundaria

Fórmula terciaria

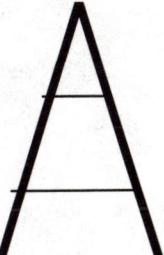

Sería algo así como atacar los desórdenes en forma de pirámide. Sin embargo, en otros casos resulta que los síntomas muchas veces son más importantes al principio que el desorden en sí, por lo que tenemos invertir el tratamiento.

Primero, buscamos la formulación terciaria.

Posteriormente la secundaria.

Y, por último, la primaría.

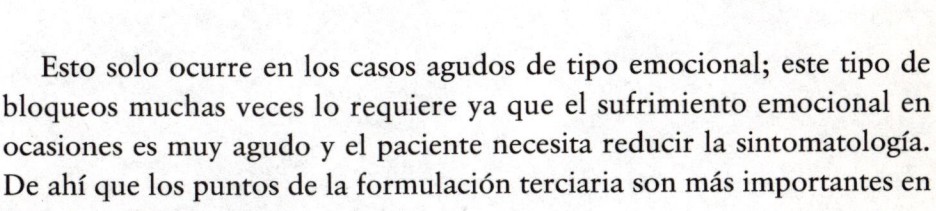

Esto solo ocurre en los casos agudos de tipo emocional; este tipo de bloqueos muchas veces lo requiere ya que el sufrimiento emocional en ocasiones es muy agudo y el paciente necesita reducir la sintomatología. De ahí que los puntos de la formulación terciaria son más importantes en este tipo de situaciones.

A continuación pasaremos al tratamiento interno.

Tema VII. Tratamiento interno

En PNA utilizamos unas fórmulas de plantas diseñadas para recuperar las fases en general. Existen 6 fórmulas (una para cada fase) más una que suman seis en total, ya que la fase Fuego tiene dos. Añadiremos todas estas fórmulas al final de este libro como anexo (C), para que se tenga un detallado conocimiento de las mismas.

Estas formulas son;
• Zhan-Fu Madera.
• Zhan-Fu Fuego Qi.
• Zhan-Fu fuego Shen.
• Zhan-Fu Tierra.
• Zhan-Fu metal.
• Zhan-Fu Agua.

En este caso, el que nos interesa es el Zhan-Fu madera y, por ello, voy a describir el porqué se utiliza este Zhan-Fu.

Los Zhan-Fu son fórmulas de plantas diseñadas para tratar la fisiología físico-energética de cada fase, no están diseñadas para tratar los síndromes como puede ser un Shi de Yang de hígado, sino que están diseñadas para armonizar cada fase, nosotros en Medicina Tradicional China sabemos que la fase Madera interviene en el fenómeno del QiJi, es decir mantener libre la circulación del Qi por los meridianos, nutrir los ligamentos, almacenar la Xue en el hígado mientras el organismo duerme, controlar la emoción de la ira, nutrir lo ojos etc... esto es lo que el Zhan-Fu madera armonizaría, por ello esta terapia interna es sobre todo coayudante en todos los tratamientos basados en la MTCh.

Sabemos que las características de la Madera son:
• Crecimiento.
• Ascenso.

- Desplegamiento.
- Desbloqueo.
- Sabor ácido.

Y que las funciones de la misma son:

- Mantener libre las vías de paso de Qi y Xue.
- Circulación de la Xue.
- Estimulación de las funciones del Bazo y Estómago.
- Metabolismo biliar.
- Estado emocional.
- Almacenamiento Xue.

POR LO TANTO, LAS PLANTAS INDICADAS PARA MEJORAR LA FASE MADERA SERÁN, DE FORMA RESUMIDA Y QUE SE ENCUENTRAN EN DICHO ZHAN-FU SON:

Onagra.
- El aceite de onagra (EPO) contiene un ácido graso esencial, el omega- 6, ácido gamalinolénico (GLA),considerado su ingrediente activo. Se ha estudiado la incidencia del aceite de onagra en una amplia variedad de trastornos, especialmente en aquellos que son afectados por los productos metabólicos de los ácidos esenciales grasos.
- Interviene en la inhibición de procesos alérgicos, también en la hipersecreción de algunas hormonas, y es muy interesante en los síndromes dismenorreicos y los relacionados con la menstruación.
- Como vemos, todos estos síntomas son típicos de la esfera energética hepática.
- Es anti-tumoral (inhibiendo la anormal proliferación celular).
- Inhibe o mejora la inflamación artrítica; esto también tiene que ver mucho con el síndrome Bi Viento-humedad.
- Las PG alivian el síndrome premenstrual.
- Y, por último, el ácido gammalinoléico es uno de los responsables del perfecto estado de las uñas, pelo y piel.
- Por todas estas acciones, concluimos que la onagra tiene que ver mucho con la fase Madera.

Salvia.

- Los principios activos de la salvia officinalis son: flavonoides (glucósidos de luteolol y apigenol), ácidos fenoles (caféico, clorogénico, rosmarínico), taninos catéquicos (si se tiene almacenada mucho tiempo se transforman en flobafenos inactivos), principio amargo (la picrosalvina: lactona diterpénica), aceite esencial (tuyona: cetona terpénica, y derivados terpénicos (pineno, cineol, borneol libre y esterificado, D y DL alcanfor). Su composición varía según la época de recolección y las subespecies.
- Posee propiedades coleréticas y antiespasmódicas (flavonoides y ácidos fenólicos).
- Es antisudoral, debido a la tuyona que bloquea las terminaciones nerviosas de las glándulas sudoríparas. Las glándulas sudoríparas y los vasos sanguíneos están inervados por fibras simpáticas colinérgicas, el resto son fibras simpáticas adrenérgicas. Por su aceite esencial, la salvia bloquea a la acetilcolina y, por lo tanto, a las fibras simpáticas colinérgicas, por lo que cesa el sudor.
- A dosis terapéutica es emenagoga. También posee acción simpaticomimética, eupéptica, antiinfecciosa, tónica, estimulante y estrogénica, por su contenido en aceite esencial (tuyona). Es hipoglucemiante, antigonadotrópica, detiene la lactancia, bactericida, antibiótica (picrosalvina), antioxidante (picrosalvina y ácido rosmarínico).
- Indicada en alteraciones de la menstruación (amenorrea, dismenorrea, leucorrea), menopausia, cansancio psíquico e intelectual, digestiones lentas, flatulencias, hipotensión y exceso de sudoración.

Citrus reticulata blanco.

- Al igual que la salvia, está muy estudiado y demostrado el efecto a nivel de desbloqueo energético, lo que resulta es muy interesante a nivel hepático; además, está indicado en el estasis de Xi y Xue.

Uncaria.
– Consideramos a esta planta muy importante dentro de esta fase por su cualidades con respecto a los tumores. La OMS, que patrocinó la Primera Conferencia Internacional sobre *uncaria tomentosa* en Ginebra (Suiza), concluyó el hecho de que, después del descubrimiento de la quinina, ninguna otra planta de la selva húmeda ha logrado despertar tanto interés como lo hizo ésta. El interés se concentraba, sobre todo, en los alcaloides ya que por lo menos 6 de ellos eran capaces de aumentar el nivel de inmunidad hasta un 50%. Cinco de los Alcaloides fueron clínicamente documentados por tener efectos contra la leucemia, tumores, úlceras e infecciones y artritis.
– Por ello, nosotros concluimos que es una planta muy útil sobre todo para mantener libres los meridianos y que no se produzcan bloqueos.

Alcachofera.
– Planta cultivada en muchos lugares del mundo porque el receptáculo floral es comestible. Pariente cercano del cardo. Se cultiva intensivamente desde del siglo XV. En papiros egipcios aparecen personas comiendo alcachofas o cardos. En tiempos de los romanos se consideraba como una bebida afrodisíaca el líquido resultante de hervir hojas de alcachofa, y hasta el XVIII, como el elixir de la juventud. No se han podido demostrar estas virtudes.
– Componentes: cinarina, taninos, enzimas, azúcares ácidos: cafeoilquínico y dicafeoilquínico, cafeico, linoleico, oleico, pantoténico ferúlico Vitaminas: A, B y C, Niacina, Ribofamina,Thiamina, B6, Flavonoide, Mucílago, Inulina, hierro, magnesio, fósforo, potasio...
– Es una planta profiláctica. Sus compuestos actúan, casi, en todas las partes del metabolismo y su consumo habitual rebaja los porcentajes de muchas enfermedades hepáticas. Además, favorece la secreción de bilis y ayuda a recuperarse en enfermedades hepáticas: hepatitis, vesícula biliar perezosa, regenera las células hepáticas, hígado graso, ictericia, colelitiasis e insuficiencias hepáticas.
– Reduce el nivel de colesterol en la sangre, disminuye la presión arterial y previene la arteriosclerosis. En general, previene el ries-

go de enfermedad vascular y ayuda a recuperarse de los infartos y anginas de pecho.

- También es importante para la diabetes, disminuye la cantidad de azúcar en orina, rebaja el nivel de azúcar en la sangre y previene y ayuda a combatir la diabetes por lo que se la puede considerar una planta hipoglucémica.
- Por su alto contenido de hierro es un anti-anémico muy efectivo, así como un revitalizador en los estados de convalecencia, debilidad y raquitismo.
- En enfermedades circulatorias hepáticas, gota, artritis, obesidad... etc., favorece la eliminación de líquidos y toxinas, especialmente el ácido úrico.
- Anticancerígeno: prevención tumoral, y como refuerzo para la mejoría de los procesos cancerosos.
- Por todas estas indicaciones es evidente que su esfera de acción es la fase Madera.

Fumaria.

- Su alto contenido en fumarina permite la regulación de la actividad hepática y de la vesícula biliar y ayudará a la digestión. Ayuda también a calmar los espasmos intestinales. También mejora los síntomas asociados a las disfunciones hepáticas (cansancio, falta de apetito, jaquecas, náuseas, vómitos).
- Por esto vemos claramente su aplicación junto la alcachofera, para promover el buen funcionamiento tanto del hígado como la vesícula biliar.

Equisetum.

- Esta planta es muy interesante por su alto contenido en minerales que fortalecerán el sistema conjuntivo, estando muy relacionada con los tendones. Además, se sabe que es diurética.

Explicaciones respecto esta fórmula:

En el caso de nuestro paciente, la aplicación de esta fórmula será muy útil, por varias razones. La primera y más importante (y no me cansaré de repetirlo) es saber que la Madera es la fase más afectada por las emociones y, sobre todo, por las frustraciones y grandes disgustos. Ello, en última instancia, dificulta una de las funciones básicas en la madera: el QI JI, es decir, el libre movimiento del Qi por los Meridianos. Esto es muy importante, ya que si la circulación de la energía por toda la red de Meridianos se ve alterada, pueden aparecer toda una serie de síntomas que abarcan desde ligeras molestias en la zona del bajo tórax hasta alteraciones más graves, pasando por un sinfín de patologías a las que la medicina clásica no sabe, en principio, dar una explicación concluyente. Se las engloba muchas veces dentro de las enfermedades psicoemocionales. En este caso encontramos comentarios del tipo: "lo que le pasa a usted debe de ser por los nervios", pues no se le encuentra una causa física que dé una explicación concluyente. Y, como exponemos en este tema, en el caso de que se encuentre será en forma de masas o, en el peor de los casos, de tumores.

Por estos motivos recurrimos a este compuesto de fitoterapia.

Tema VIII. Ayuda verbal

Ahora pasemos al aspecto más interesante que, a mi juicio, nos puede aportar la Psiconeuroacupuntura y es que, aparte de las agujas, y la fitoterapia, podemos ayudar a nuestro paciente con un asesoramiento verbal que en este caso es muy importante. Por ello es muy importante saber la naturaleza del bloqueo o Sock.

Habrá que ver porque el sujeto esta experimentando un daño emocional; si esta bloqueado su sintema energético por la pérdida de un ser querido, si está siendo sometido a mucho estrés en el trabajo, si está siendo mal tratado, si se siente menospreciado... etc. En fin, la lista puede ser muy, muy larga.

En primer lugar, tenemos que diferenciar que el bloqueo emocional es agudo; por ejemplo, que nos comuniquen el fallecimiento de un ser querido o que suframos de tal o cual enfermedad o, por el contrario, estar sometido a un fuerte estrés (frustración) durante mucho tiempo, (crónico). En ambos casos, el proceso mórbido es igual, aunque en el primer caso es agudo y en el segundo es crónico. La forma de actuar en nuestro caso será semejante y, como es lógico, el asesoramiento verbal se adaptará a la situación.

Por lo tanto, las dos manifestaciones (tanto la aguda como la crónica) afectarán al mismo sistema energético, es decir, al buen funcionamiento de la fase Madera y al shen en general.

Recuerde el lecto que lo único que cambia a la hora de priorizar en las formulas es, que en los casos agudos, es mejor empezar por la formula terciaria, ya que trata más el sock, y en los casos crónicos por la primeria, aunque al final esto no importa mucho, ya que las agujas tiene que estar todas puestas. Pero como es lógico pensar imaginese usted en la situación siguiente; aun familiar suyo le dan una fatidica noticia, p.e la comunican la muerte de un familiar, creo que es lógico empezar por acupuntura sintomatológica y luego más adelante cuando el sujeto se sienta capaz si lo necesita empezar con el tratamiento complento.

En mis clases me gusta siempre exponer casos extremos pues considero que ilustran bien el objeto de lo que se intenta trasmitir. Por ello, vamos a tratar de hablar sobre la muerte de un ser querido quedando claro que nos referimos al bloqueo agudo.

Ustedes se preguntarán por qué ahora nos ponemos a hablar de la muerte y del proceso del duelo. Pues bien, creo que esto es importante porque es una de las cosas que más dolor puede crearnos en nuestro Shen, o por lo menos es lo que más me ha hecho sufrir a mí; por ello, tenemos que estar preparados para afrontar un acontecimiento de ese calibre con nuestros pacientes porque el modo de operar en los otros casos es igual, pero el motivo es menor. Es por esto que, si estamos preparados para lo peor, lo demás nos será más fácil de soportar.

Es evidente que uno no está preparado en los primeros instantes de la noticia; el paciente se sentirá impresionado o confundido. El bloqueo de los primeros momentos es brutal y es lógico que el hígado llore para liberar toda esa tensión (las llamadas lágrimas de hígado sirven para no bloquear el sistema). Como el hígado es la morada de la ira y la asertividad,[22] lo normal al principio es la negación "NO", se sentirá enojado, engañado, culpable, exhausto o simplemente el Qi se le dispersará de una manera brutal, sintiéndose vacío.

Esto sucede igual ante la noticia de una muerte o la noticia de que usted es portador de un cáncer. Lo normal es la negación, es decir, la asertividad propia del hígado, pero, aunque uno puede negar la muerte de un hijo, por desgracia se acaba dando cuenta de que la negación es inservible porque los hechos demuestran todo lo contrario. Por eso, pronto desiste de ello pues la evidencia es aterradora y, en estos momentos, el Qi de hígado se bloquea de forma irremediable.

Pero... ¿sabe usted que muchas veces la negación de la fase Madera es tan importante como para bloquear una noticia tan severa como la de que un paciente sufre de cáncer?

La Sociedad Española de Oncología Médica (SEOM) durante la presentación del manual "*Comunicación en Oncología*", que es una obra

---

[22] Recordar funciones de la fase Madera en el tratado de *Introducción a la Psiconeuroacupuntura*.

encaminada a dar a conocer a los médicos las habilidades para hacerse entender por los pacientes, comentaba que el 40% de los pacientes no escucha que padece cáncer cuando el médico le da el diagnóstico. Además, un estudio realizado por el Hospital General Universitario de Valencia, aparte de confirmar el elevado numero de no entendimiento defensivo del paciente, afirma que el 75% no recuerda la información del oncólogo sobre su pronóstico tres semanas después de su consulta[23].

Esto me recuerda a Freud, cuando sostiene que mucha gente encapsula cierta información para no afrontarla. Pero ocurre que esto es muy negativo y el bloqueo de Qi de Hígado, en este caso, puede ser inconsciente pero, eso sí, existe...

Volviendo al tema del caso del duelo por la muerte de un familiar, las emociones serán, como es lógico, más intensas o más profundas de lo normal. Por ello, no es de extrañar comportamiento extremos pues la fase madera lucha por no bloquearse y no crear el foco de Hamer. En estos casos, la función de las demás fases se ve alterada en su totalidad, se alteran los pensamientos y el comportamiento, cuesta concentrarte, dormir, comer o sentir interés. La motivación de la fase Fuego se pierde, lo que al principio no nos debe alarmar. Pero si se prolonga más de cuatro meses, ciertas fases, aparte de la Madera, se pueden alterar, la fase Fuego se deteriorará y la depresión aparecerá y no es aconsejable llegar a ese extremo. Estas cuestiones las plantearemos más adelante.

La fase Madera es la más fuerte de las cinco fases: no en vano se le denomina en algunos manuales como la fase guerrera (donde está el general del ejército). Por ello, hay sujetos que intentan hacer como que no pasa nada: ¡¡ojo!! porque el proceso mórbido en ellos es igual o peor ya que el hígado puede bloquearse aun más.

Tenemos que tener claro que lo que hemos señalado hasta aquí habla de unas emociones que son reacciones naturales frente a la muerte de un ser querido. Son parte del proceso de duelo.

Pero me gustaría explicar un poco más: ¿qué es el duelo?

---

[23] Información obtenida del periódico **Las Provincias**, apartado de Sanidad, 13-2-2007.

El duelo es la aflicción que siente la gente cuando sufre la pérdida de un ser querido. Existen muchos tipos de pérdidas y no todas se relacionan con la muerte. Una persona también puede hacer duelo tras la ruptura de una relación íntima o después de que uno de los padres se vaya del hogar; esto sobre todo ocurre en la infancia. Señalar esto es muy importante ya que el sock al que hacemos referencia puede ser de múltiples causas. Nos centramos en el duelo a la muerte porque es de los más duros desde mi punto de vista o, por lo menos, es, por desgracia, el que más entiendo y sé que es uno de los más duros... Por lo tanto, como decíamos anteriormente, la estrategia con los demás será la misma y si entendemos éste proceso los otros será aun más sencillos.

Solo quiero comentar que en la infancia los sock son más sutiles y no tienen por qué ser tan graves; para un niño ver una situación excesivamente estresante puede suponer un sock del calibre que estamos tratando en este manual.

Los premiados con el Nobel de Fisiología de 1981, David H.Hubel y Torsten N.Wiesel, demostraron que las primeras experiencias del ser humano tienen un efecto permanente en el cerebro del niño, es decir, en su Shen. Lo importante es pensar qué puede interpretar un niño de una discusión entre la madre y el padre, y si en esta discusión hay gritos. Y si, además, hay golpes y si, en estos golpes, hay sangre, y... Todo esto, desde luego, para un Shen en pleno desarrollo, puede ser más que suficiente como para generar un bloqueo de Qi de Hígado.

Pero sigamos con el duelo. Sabemos que el duelo es una reacción natural frente a la pérdida de alguien o, si ampliamos horizontes, de algo que nos importe y que, por lo tanto, genera una gran frustración de la que más adelante hablaremos. Hay que dejar claro que la palabra "duelo" también es el nombre del proceso de recuperación que una persona atraviesa después de la muerte de un ser querido pero yo lo generalizo a más cosas para entender mejor cómo tratar a diversos pacientes con un proceso de pérdida que puede abarcar desde la fatal muerte hasta la pérdida del trabajo.

El proceso de duelo lleva tiempo y el alivio suele aparecer en forma gradual pero, sobre todo y esto es lo IMPORTANTE, se tiene que aceptar el hecho para que el QI vuelva a fluir. Así, aunque los primeros días la negación es evidente, hay que intentar que se acepte y se asuma cuanto antes. Esto liberará el Qi y prevendrá del bloqueo. De hecho, Hamer afirma que el foco se va deshaciendo en este momento y, por lo tanto, el reflejo. En nuestro caso, ocurre lo mismo: se disuelve el estasis y, por lo tanto, no hay motivo de que se origine la masa...

Voy a seguir hablando del duelo y centrándome en la pérdida de un ser querido ya que es el más doloroso y, por desgracia, ilustrativo.

Si bien todos experimentamos dolor cuando perdemos a una persona, el duelo afecta a las personas de distintas maneras. La manera en que te afecte depende de numerosas variables que van desde el grado de parentesco hasta la relación emocional con esa persona. Además, las circunstancias en las que muere una persona pueden influir en los sentimientos del duelo. Por ejemplo, si una persona estuvo enferma mucho tiempo o era muy vieja, la fase Madera puede ir desarrollando progresivamente la idea de la muerte y cuando ésta ocurra habrá dolor pero es posible que el hígado no se bloquee. Si bien esto no hará que sea más fácil aceptarlo (hay personas que aun sabiéndolo tendrían un proceso muy bloqueante), aunque el sentimiento de duelo estará presente de todos modos, algunas personas descubren que saber que alguien va a morir les da tiempo para prepararse.

Si un ser querido sufre mucho antes de morir, las personas pueden incluso tener una sensación de alivio cuando llega la muerte.

Si la persona que falleció era muy joven, es posible que el bloqueo sea muy potente y que se sienta la terrible emoción que más bloquea la fase Madera, **la injusticia.** Esta es la que **más** bloquea, más aún que la frustración porque, si bien podemos intentar superar la frustración con alguna acción, la injusticia es la sensación más imponente que sentimos, ya que NO hay nada que hacer . Es como sentir el final de un punto y eso es muy, pero que muy, bloqueante.

Perder a alguien repentinamente puede ser muy traumático, sin importar la edad de la persona, si la muerte es de alguien que el paciente conoce y murió inesperadamente como resultado de un acto de violencia o de un accidente de automóvil, por ejemplo. Puede llevar mucho tiempo superar una pérdida repentina, porque quizá el paciente sienta que el acontecimiento y los intensos sentimientos que lo acompañan le han pillado desprevenido y que pudiera hacer algo para cambiar el destino.

Entonces, la impotencia hace acto de presencia, siendo esta emoción también muy bloqueante.

Y... ¿qué pasa en caso de suicidio? Este hecho es ser especialmente difícil de afrontar. La gente que pierde amigos o familiares por un suicidio puede experimentar un profundo sentimiento de desesperación o tristeza porque se siente incapaz de comprender qué pudo haberle llevado a tomar una medida tan extrema. Incluso pueden sentir enojo contra esa persona: una emoción totalmente normal ya que la fase Madera expulsa por ahí, como digo en clase, mucho veneno. O, por el contrario y eso es lo peor, pueden sentirse culpables y preguntarse si podrían haber hecho algo para evitar el suicidio. Con estos pensamientos volvemos a la frustración, que es altamente bloqueante.

¿Qué pasa con las personas que no pueden mostrar sus sentimientos? Algunas personas pueden esconder su propia aflicción y/o evitan hablar de la persona que falleció porque tienen miedo de entristecer a un padre o a otro miembro de la familia. Esto, desde luego, será muy negativo para su fase y es de máxima urgencia que encuentren a alguien con quien desahogarse. La terapia en estos sujetos será, más que indicada, precisa. Como sabemos, en PNA se dice que la fase Fuego es por donde se expresa la inteligencia y se da el pensamiento. Pero, si la fase Madera (que es la madre del fuego) la debilita, el paciente puede empezar a tener pensamientos negativos del tipo:

- Sentirse culpables sin motivo alguno.
- Algunas personas pueden preguntarse si algo que hicieron (o dejaron de hacer) causó la muerte de esa persona.
- Otros pueden pensar que si hubieran sido mejores personas, tal vez su ser querido no habría muerto.

Estas cosas no son ciertas, por supuesto, pero a veces estos sentimientos y estas ideas son una manera de intentar darle sentido a algo que es difícil de comprender.

Dar sentido a las cosas es trabajo de la fase Fuego, que necesita tener buena energía para suministrarse. Por ello, es un momento delicado ya que dar sentido a las cosas justo en ese momento puede ser muy catastrófico, de ahí que es mejor dejarse llevar por las emociones, dejarlas fluir. Pero de eso hablamos más adelante; ahora, ha de quedar claro que hay que intentar no buscar causas y efectos ya que ello juega en nuestra contra.

Hay que hacerle entender a nuestro paciente que todos estos sentimientos y reacciones son normales que las ACEPTE, esto es justo lo que más desbloquea. Pero es lógico que la persona nos pregunte:

- ¿Qué puede hacer una persona para superarlos?
- ¿Cuánto dura el duelo?
- ¿Alguna vez todo volverá a la normalidad?
- ¿Y cómo vas a seguir adelante sin la persona que falleció?

Lo primero que nosotros, los terapeutas, tenemos que tener claro es que el proceso de duelo es muy personal e individual y no existe un manual específico; cada persona lo atraviesa de manera diferente.

- Algunas personas buscan el apoyo de otras y así dispersar ese Qi bloqueado.
- Otras tratan de mantenerse ocupadas para alejar su mente de la pérdida ya que el movimiento moviliza el Qi y éste se desbloquea.
- Algunas personas se deprimen y se alejan de sus amigos o evitan los lugares o situaciones que les recuerdan a la persona fallecida. Ésta es la peor opción y es justamente la que realizan los sujetos que puntúan alto en la fase Metal, en el cuestionario "rasgal de las fases[24]".

Así como la gente siente el duelo de muchas maneras diferentes, también lo maneja de manera diferente.

- A algunas personas les puede ayudar hablar con otros sobre su pérdida, les ayuda a dispersar el Qi, lo hacen natural y fácilmente con amigos y familiares.
- Otras hablan con un terapeuta profesional.
- En cambio, otras pueden no sentir ganas de hablar mucho del tema, porque les cuesta encontrar palabras para expresar una emo-

---

[24] Este cuestionario se encuentra en el libro de introducción a la PNA, y se utiliza para determinar las fases más activas o pasivas del sujeto en cuestión, para así establecer una imagen psicológica de su Shen.

ción tan profunda y personal o se preguntan si hablar les hará sentir más dolor. Esto está bien, siempre y cuando encuentren otras maneras de hacer frente a su dolor.

- Unas pocas personas canalizan su dolor involucrándose en actividades peligrosas y autodestructivas. La fase Madera se invierte y destruye al sujeto; se trata de uno de los peores casos. El sujeto tiende a beber, a drogarse para escapar de la realidad de una, lo que puede aplacar el dolor, pero la sensación es únicamente temporal. La persona no está enfrentando realmente el dolor; simplemente lo está enmascarando. Esto hace que esos sentimientos se acumulen en el interior, prolongando el duelo y bloqueando más y más el Qi de la fase Madera.

- Si el paciente tiene deseos de lastimarse o pensamientos suicidas, lo mejor en estos casos es el tratamiento psiquiátrico, pues es una forma efectiva para bloquear el Shen en estas circunstancias de urgencia.

Lo que hay que intentar es hacerle ver al paciente que es posible recuperarse de ese dolor emocional tan fuerte y hacerle ver que esa aflicción irá mejorando progresivamente. Por ello, hay que informarle de todo el proceso del duelo porque esto le puede ayudar; al menos, sabemos que la información da seguridad y, en este caso, esta seguridad es muy positiva.

Una de las técnicas que inconscientemente realizamos los humanos cuando alguien querido fallece es la de rodearnos de gente querida para expresar nuestras emociones, llorar y, tal vez, consolarnos. Estas estrategias, al principio, son buenas pues ayudan a liberar esas tensiones iniciales que por cierto son las más fuertes esto viene a funcionar como en una terapia de grupo. En estos casos hay que recurrir a lo que sea, el apoyo religioso puede ayudar a superar estos momentos. Hay que ser hábil en estas situaciones, saber qué religión procesa nuestro sujeto e intentar apelar a ella para buscar un poco de consuelo. De hecho, desde mi punto de vista, las religiones sirven justo para superar el miedo a la muerte y ayudar a los que se quedan aquí.

Me gustaría comentar que hay gente que vive este suceso de manera tan fuerte o de forma tan inesperada que no sabe expresar sus emociones de forma inmediata. Es como que no se ha enterado de lo que ha sucedido. Estas personas necesitan más tiempo para ir asimilando el trauma. Esto sucede mucho, por ejemplo, a los niños; es un proceso normal y hay que dejar que los sentimientos vayan fluyendo cuando el sujeto sienta dicha necesidad.

En algunos casos, cuando terminan los rituales asociados con el duelo, la gente puede sentir que deberían haber "superado" la pérdida porque todo parece haber vuelto a la normalidad. Cuando la gente que está de duelo regresa a sus actividades normales, puede resultarle difícil entregarse de lleno a las tareas de todos los días. Muchas personas vuelven a realizar sus tareas normales después de unos pocos días o de una semana. Pero aunque no hablen tanto de su pérdida, el proceso de duelo continúa y es normal en estos momentos encontrarse abatido ya que el bloqueo ha sido muy violento.

Es natural continuar teniendo sentimientos y preguntas durante un tiempo después de la muerte de una persona. También es natural comenzar a sentirse un poco mejor. Depende mucho de la manera en que la pérdida afecte tu vida. Está bien estar afligido durante días, semanas, o incluso más tiempo, dependiendo de cuán cercana era la persona fallecida, esto es importante que lo sepa el paciente pues le ayuda a predecir y a situarse, lo mismo sea el caso de un duelo o un divorcio etc...

Por ello hay que intentar que nuestro paciente siga los consejos expuestos a continuación.

Hay que recordarle que la aflicción es una emoción normal. Debe saber que la aflicción puede desaparecer (y va a desaparecer). Este mensaje ayuda a entender el proceso y desbloquea el Qi de Hígado, pues nos da esperanza y vence la frustración.

Debe participar en los rituales. Los servicios religiosos, los funerales y otras tradiciones ayudan a la gente a superar los primeros días y a honrar a la persona que falleció. Yo lo considero como la terapia de grupo del duelo, que ayuda a dispersar el Qi bloqueado, además de ayudar a reunirse con otros. Incluso las reuniones informales de familiares y amigos brindan una sensación de apoyo y ayudan a la gente a no sentirse tan aislada durante los primeros días y semanas del duelo.

Sino queremos ser tan drásticos en el ejemplo del duelo, esto también es aplicable a situaciones en las cuales el sujeto necesita el contacto con sus amistades por ejemplo después de un divorcio una situación dura en el trabajo o en la familia siempre es bueno tener a alguien con quien compartir ese dolor, eso ayuda a que el qi de hígado no se bloquee de forma tan contundente.

Es bueno que en nuestra consultan hablen de lo sucedido. A algunas personas les ayuda hablar de ello, contar la historia de su pérdida o expresar sus sentimientos pero, si en ocasiones si una persona no tiene deseos de hablar, también está bien, nadie debe sentirse presionado a hablar. No obstante, en estos casos, es bueno que poco a poco se esfuerce por expresar sus sentimientos. Aun cuando no sienta deseos de hablar, hay que encontrar maneras de expresar las emociones y los pensamientos asociados a ellas, por ejemplo, escribir un diario sobre los recuerdos que tiene de esa persona que perdió y de cómo se siente desde la pérdida o escribir una canción, un poema o un tributo. Esto se puede hacer de manera privada o compartida con los otros; es extraño pero ayuda a que el Qi fluya.

También hacer ejercicio es fundamental en estos momentos, pues el ejercicio ayuda a desbloquear el Qi de todo el organismo; además de relajar y fortificar el Qi, sabemos que el ejercicio cambia favorablemente el humor.

Otro punto que no hay que descuidar es la alimentación. En estos casos, mucha gente empieza a no comer o comer de forma irregular. Esto es muy negativo pues debilita todo el sistema energético y juega en contra nuestra; aunque no apetezca hay que comer de forma natural. Naturalmente que es un esfuerzo pero, a la larga, hace que todo esto sea menos doloroso y físicamente afecte menos.

El paciente debe expresar y liberar las emociones. Esto es muy positivo: si tiene deseos de llorar no hay que reprimirlo. Que no se preocupe si al escuchar determinadas canciones o realizar algunas actividades le resultan dolorosas porque le traen recuerdos de la persona que perdió; este proceso es normal, el tiempo lo irá haciendo menos doloroso.

Tenemos que vigilar muy de cerca que nuestro sujeto no vaya cronificando este dolor más allá de un tiempo prudente (medio año más o menos), y que vaya entrando en depresión. Entonces, el tratamiento tiene que intensificarse ya que muchas veces es en ese momento cuando recurren a nuestra ayuda. Por ello hay que actuar de forma rápida y efectiva, usando las formulaciones antes descritas.

Pero... ¿cómo saber si el duelo está durando demasiado tiempo? Lo sabremos si observamos los siguientes procesos:

- que el proceso de dolor fuerte dura más de 4 meses y no se siente mejor,
- que se siente profundamente deprimido, por lo que sabremos que la fase Fuego se ha alterado,
- la motivación cae en picado y no siente fuerzas para hacer lo que siempre hacia al estar perturbada seriamente la función de la fase fuego,
- la capacidad para concentrarte, dormir, comer o socializar se ven alteradas,
- que no puede continuar viviendo después de la pérdida o que piensa en el suicidio, la muerte o en lastimarte a sí mismo.

Y es este punto el que más nos tiene que asustar. En cierta medida, es natural que una pérdida haga que las personas piensen en la muerte pero si la pérdida ha hecho que piense en el suicidio o en lastimarse a sí mismo, o si siente que no puede continuar viviendo después la pérdida, es importante en este caso un tratamiento bloqueante como dijimos antes. La ayuda de un psiquiatra en estos casos extremos puede ser útil, porque permite darle tiempo al paciente, es decir, es como que se bloquea el Shen y el tiempo va recuperando ese dolor. Pero, eso sí, tenemos que tener claro que ese tratamiento no recupera el Shen, que hay que tratar con la Psiconeuroacupuntura. Por ello decimos que, en estos casos, es sumamente necesaria la combinación de las dos terapias: por un lado, el bloqueo del proceso mental de sujeto mediante tratamiento psiquiátrico y, por otro, el tratamiento armonizador de la Psiconeuroacupuntura para que se restablezcan pronto las funciones normales del sujeto.

Una vez recuperadas estas funciones, con ayuda y consejo del psiquiatra se irán retirando las drogas suministradas por éste para no hacer un tratamiento crónico. Es de esto de lo que hay que huir ya que no es coherente y el Shen, así, no se restablecería totalmente. Si esto sucede estamos, en serios problemas ya que, como venimos diciendo en todo este libro, se creará el caldo de cultivo para la generación de masas (cáncer). Además los antidepresivos son los posibles causantes de generar o enquistar las depresiones por bloquear la función del sueño sobre todo la función del sueño MOR, esto es muy importante por ello dedico el anexo (D) a este fenómeno.

Hablemos ahora del sentido común que, como se comenta en Psicología, es el peor de los sentidos ya que muchas veces empeora la situación en vez de mejorarla. Sabemos que muchas veces los amigos y familiares bien intencionados pueden decirle a una persona que está de duelo que necesita "seguir adelante" después de una pérdida. Lamentablemente, este tipo de consejo puede hacer que las personas duden en hablar de su dolor o que sientan que están haciendo un mal duelo o uno demasiado prolongado o que no son normales... Esto crea aún más incertidumbre y bloqueo, por lo que tenemos que hacerles ser conscientes de que cada persona necesita su propio tiempo para encontrar alivio a la vez que, internamente, valoraremos si lo lleva bien o mal. No forzaremos la situación con mensajes como los anteriores, que más que ayudar empeoran la situación. Así pues, la manera en que cada persona tenga el duelo sobre una pérdida en particular y el tiempo que le lleve superarlo es muy personal... y cada situación y cada persona es un mundo.

Yo creo que lo más importante, y lo que nosotros como terapeutas tenemos que vigilar muy de cerca, es que la persona no pierda las ganas de vivir. Si el sujeto está triste, intentaremos hacerle ver que es necesario experimentar sus sentimientos y no es bueno intentar escapar de las emociones con alternativas peligrosas.

Pero lo más importante es continuar haciendo las cosas que siempre ha hecho: estar con amigos, ocuparse de su mascota, practicar ejercicio o hacer sus tareas escolares. Es muy importante que el Shen esté activo porque esto ayuda a que todo se restablezca lo antes posible.

En ocasiones, hay mucha gente que piensa erróneamente que seguir adelante y aliviar la aflicción del duelo significa olvidarse de la persona que se ha perdido. Volver a disfrutar de la vida no significa dejar de extrañar a esa persona. Y contar cuánto tiempo pasa hasta que uno comienza a sentirse mejor no es una medida para saber cuánto ha amado a esa persona que perdió.

Con el tiempo, gracias al cariñoso apoyo de la familia y los amigos y a estas acciones positivas, el Shen se restablecerá.

Por ello, la terapia verbal irá enfocada a un discurso que asiente todo lo comentado hasta este punto. Yo solo quiero decir una cosa: es verdad que tenemos que intentar dejar fluir las emociones de la persona y, poco a poco, con la ayuda de la acupuntura y nuestro discurso (basado en lo comentado hasta aquí) ira ayudando poco a poco. Pero me he dado cuenta de que mucha gente, en estos momentos tan duros, está muy desorientada y recurren a personas que se aprovechan de ellos, es decir, a videntes y a gente que conecta con el más allá, o empiezan a decir que tienen presencias... Esto es una forma de NO admitir la verdad de la situación y es importante hacerle ver lo irracional de este pensamiento porque cuando más duren estas fantasías más se alimentará el desorden interno de nuestra mente.

Todo lo expuesto hasta aquí hace referencia al Sock emocional cuya causa es fácil de ver ya que en este caso nos hemos detenido en la muerte. Pero de todo lo anterior, en menor o mayor grado, se puede, con sus matices personales, aplicar a cualquier desgracia personal, directa y visible.

EL BLOQUEO CRÓNICO DEL QI, POR FACTORES EXTERNOS.

Pero... ¿qué pasa cuando no es un sock tan directo? ¿Cuando es un estrés emocional prolongado? ¿Cuando esto se dispara en el tiempo más allá de lo observable por el propio sujeto? ¿Qué pasa cuando un proyecto vital se va al traste, cuando no se consiguen unas metas, cuando tenemos a un jefe que nos oprime, cuando tenemos a un marido o mujer que nos hace la vida imposible, cuando tenemos aun hijo inadaptado socialmente, cuando no aguantamos mas nuestro trabajo, cuando estamos al lado de un psicópata (que le puedo asegurar que lo estamos continuamente, aunque de estos sujetos ya nos dedicaremos en la fase metal)...etc?

Esto, queridos lectores, también es causa de deterioro y bloqueo del Shen de Madera que, a la larga, genera la misma pauta morbosa que el proceso anterior, si bien es cierto que no necesariamente, esto sea las causas de las masas pueden ser un factor muy determinante para dicho fenómeno.

A continuación, voy a exponer la historia de una paciente tal y como sucedió. Comprenderá el lector que, evidentemente, los datos personales no son los del paciente, y la historia está cambiada.

Hace algún tiempo me vino a la consulta una mujer aquejada de unos fuertes dolores de espalda que, según ella, eran muy extraños.

Terapeuta (T): -¿Por qué son extraños?

Paciente (P): - Pues porque nadie me ha dicho qué es lo que me pasa y estoy muy, pero que muy mal, me va a crisis.

T.: - Descríbame su dolencia.

P.: - El dolor va y viene, ahora me duele normalmente en la zona alta de la espalda, porque antes me dolió en otro sitio. Pero, ahora, el dolor es puntual en esta zona en particular (señala toda la zona del omoplato, sin precisar un punto específico). He ido a fisioterapia, a osteopatía e incluso a un traumatólogo que me inyectó procaína y me hizo una terapia con grapas específicas para el dolor pero solo noto mejoría al principio, después no.

[Evidentemente, se hace la inspección, en la cual se encuentra un pulso tenso y cuerda, una lengua con las zonas laterales rojas y puntos equimóticos por la zona de la punta. Los puntos Yuan de Hígado están sensibles a la presión, lo mismo que el punto Mo. Pero, como no es el objetivo describir la anamnesis de este sujeto, recurro a las frases más importantes de este caso.]

T.: - ¿Desde cuando empezó a notar sus molestias?

P.:- Hará tres o cuatro años, más o menos.

T.: - ¿Pasó algo en particular?

P.: - ¡¡¡Ufff!!! Muchas cosas (silencio)[25]....

[Ahora es cuando explico a los pacientes lo importante que es para la medicina china entender los conflictos emocionales, ya que los consideramos una posible causa etiológica de su mal, y que saber que es lo que sucedió nos ayudaría a encontrar explicación a su padecer. También le explico que si las terapias basadas en la estructura como la fisioterapia, la osteopatía en este caso estructural no han remediado su mal, a lo mejor hay que buscar otro enfoque, que es lo que pretendo con este tipo de

---

[25] Es importante respetar los silencios. No hay que ponerse ansiosos en ellos, ya que si dejamos que el paciente siga hablando veremos como él mismo sale del silencio. Si nosotros somos impacientes y le preguntamos cosas durante estos silencios, estaremos seguramente perdiendo una información muy valiosa, ya que es típico en los novatos ponerse ansiosos en estas circunstancias.

preguntas. Es interesante comentarle todo, pues ayuda a que el paciente se sitúe en la terapia y a crear un buen raiport.]

P.: - Pues la verdad es que me han pasado muchas cosas.

T.:- Pues bien, empieza con tranquilidad por la que creas más importante.

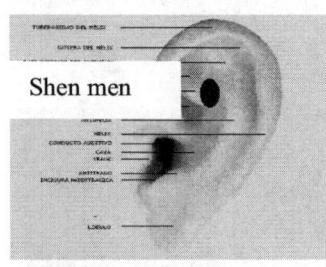

Shen men

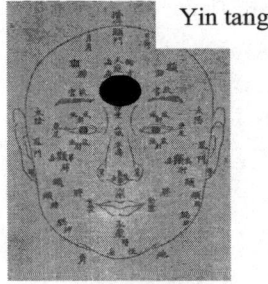

Yin tang

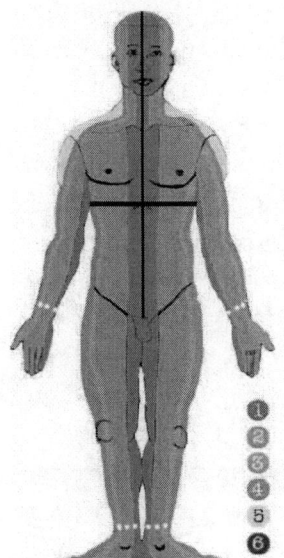

[Muchas veces, en este momento, inserto una aguja en el 7C, pues este punto relaja al paciente y se encuentra más dispuesto a dialogar. Resulta también útil actuar sobre la aurícula en el punto Shen Men, en el caso que paciente sienta aprensión por las agujas en la primera visita. Otros terapeutas prefieren, para este fin, el Yin tang, e incluso se puede hacer uso de la terapia zonal en el punto 2 de la muñeca, donde se obtienen excelentes resultados, con estas técnicas podemos observar que el paciente está más abierto a explicarnos sus problemas].

P.: - Yo vengo arrastrando un divorcio, desde hace 5 años, y, claro, pienso que ha sido algo más que un divorcio normal.

T.: -¿Por qué?

P.: - Porque en él perdí mucho. En primer lugar, tengo una hija discapacitada a la que quiero mucho, pero no deja de ser una carga física y psicológica enorme. Es evidente que necesita más atención que una hija normal, lo que me limita en el trabajo y mi ex-marido no se está portando bien con el tema del dinero. No me paga lo que acordamos, siempre tiene excusas, y esto es un gran problema ya que no puedo trabajar porque la niña necesita muchos cuidados. Si me decido a trabajar, más de dos tercios de mi salario lo tengo que dar a una persona que cuide a mi hija; es por esto que, en este caso, el dinero me es un grave problema...pero lo más fuerte no es eso (silencio).

P.: - [Respetando su pausa] El problema es más serio de lo que te imaginas. Él y yo pertenecíamos a una Iglesia "XXX" , y trabajábamos los dos en la editorial de dicha iglesia. Yo llevo entregada a dicha iglesia desde pequeña, creo mucho en las enseñanzas, pero no creo en lo que hay en esa iglesia, o en todas las iglesias. Cuando las cosas empezaron a ir mal, él empezó a hablar y a blasfemar sobre mí a todos los hermanos. Entonces empecé a ir menos a la iglesia, pues no tenía ánimos y él utilizó esto para decir que ya no era creyente. En la editorial me empezaron a presionar, ya que si no soy creyente allí no podía estar. ¡¡¡Llevaba toda mi vida, por Dios!!! Esto me fue hundiendo mucho: ver cómo la gente manipulaba la información, ver toda la ¡HIPOCRESÍA! -podemos ver en este punto la injusticia que esta persona sentía ante este suceso- que existe dentro de todos los sistemas que, si bien en un principio son lícitos, cuando el dinero está por medio importa bien poco el origen de la creencia. Por desgracia, pienso que esto pasa con todas las religiones. Pero, bueno, no me enrollo. El problema es que me he quedado sin proyecto vital, sin ganas de hacer nada, ya que realmente ahora tengo dudas de todo; y todo eso, más mi hija, que es encantadora pero me tiene muy atada, más el desprestigio al que estoy sometida en la iglesia, es el calvario que estoy llevando últimamente.

Vemos claramente que esta mujer tiene, como mínimo, una gran frustración que esto le ha producido unas severas alteraciones del Qi de la Fase Madera, alterando la estructura osteomuscular. En este caso, se le bloqueó el Qi en diferentes partes del cuerpo pero, aunque ella no lo sepa, lo mejor de todo es que este bloqueo es superficial. Es muy angustioso para ella, no lo dudo, pero tiene mucha suerte porque el bloqueo no le está afectado a estructuras internas y, por lo tanto, no le crea alteraciones peores como las que estamos comentando más arriba. No obstante, a esta mujer le tenemos que dar herramientas que le ayuden a defenderse de todas estas emociones. Más adelante hablaremos de algunas técnicas que le ayuden a dirigir su vida.

Vemos como, en este caso, las circunstancias frustrantes son externas al paciente; por ello, dejémosla de lado durante un ratito para volver más adelante con el caso.

Pero... ¿qué pasa cuando el origen de nuestra frustración es interno?.

BLOQUEO DE QI DE HÍGADO CRÓNICO POR FACTORES INTERNOS

Tenemos que tener claro que nuestra vida la tenemos que dirigir nosotros, sin permitir que las circunstancias nos dirijan.

Laozi dijo: "dobla y no tendrás que romper". Pero digo yo: "¡qué difícil es doblar y retirarse en esta sociedad en la que el más fuerte es el que gana y el más débil el que no sirve para nada!".

Sí, sé que esto suena duro pero es así. La incapacidad inconsciente que muchas personas sienten es la culpable, somete al más duro castigo, la fase Madera se resiente y se perturba el buen funcionamiento del QiJi.

En esta sociedad en la que no se nos permite doblarnos, no nos permiten ser asertivos ni ser nosotros mismos, seguro que estamos informados sobre quien es fulanito de tal, que sale en la TV, divorciándose por sexta vez...etc. Pero... la pregunta básica es ¿quién somos nosotros? Si no nos conocemos, estaremos expuesto a la plaga del siglo XXI en nuestra sociedad la **"frustración"**. Este sentimiento es el germen de la ira, el motor para que la función principal de la fase Madera se vea seriamente alterada y con ello, de una forma más crónica y letal, el funcionamiento del QIJI.

En las páginas anteriores hablábamos de un Sock emocional que crea el bloqueo y compartíamos la teoría de "Hamer" en cuanto al "Foco de Hamer"...etc. Ahora estamos hablando de un bloqueo más lento, más sostenido y que perturba seriamente la vida de nuestro paciente. A veces el facultativo no le dará el diagnostico de tumor o quiste, pero sí el de "fribromialgia" (que quiere decir que te duele todo, que todo va mal pero que no hay ninguna explicación aparente) o cualquier otro diagnóstico que sea impreciso.

Por ello, lo más importante que puede hacer un sujeto es conocerse a sí mismo. Esto ya lo dijimos cuando hablábamos de la fase Agua (libro de *Introducción a la PNA*): una de las misiones del sujeto era el autoconocimiento. Sabemos que la madre de la Madera es el Agua y el Agua es quien nutre a la Madera por lo que el Agua se tiene que encargar de conocerse a sí mismo. Utilizábamos como terapia el autoconocimiento; esto es importante, si el sujeto se conoce sabrá como actuar, si no se conoce, estará muy limitado e irá a la deriva por la vida, estando seriamente expuesto a las frustraciones.

Vamos a utilizar una de las metáforas que más uso en clase. Supongamos que nosotros somos una moto de 125c.c. Lo lógico sería saber las características de nuestro motor y no intentar ir como si tuviéramos una de 500c.c.; tendríamos que aceptar nuestra moto y sacarle el mayor partido que pudiéramos, y olvidarnos de las demás. Tenemos que ser consciente de esto ya que, si no lo somos y nos dejamos influir por toda la información del exterior, al final nos frustraremos, pues vivimos por encima de nuestras posibilidades.

Podemos deducir de todo esto que en la Madera está depositado nuestro ego. Si no nos dejan ser como somos o nos hacen creer que somos como no somos, nuestro Qi se bloqueará y la rabia florecerá. Dollardt et al. (1939) desarrollaron la hipótesis de agresión-frustración.

Esta hipótesis señala que, en el ámbito de la teoría del aprendizaje social, se considera a la agresividad como resultado de la frustración. Como podemos observar en esta hipótesis, la frustración se une a la agresividad, cosa que nosotros entendemos muy bien desde la perspectiva de la MTch.

Esta saldrá hacia fuera con conductas destructivas o hacia adentro con conversiones histéricas o, en el peor de los casos, con bloqueos de Qi y el consiguiente quiste si no se resuelve la situación. Recordemos: "bloqueo Qi Xue Tan".

Por cierto, hablando de histerias, éstas fueron muy comunes en la época victoriana, en la que Freud[26] desarrolló toda su teoría psicoanalítica, basada en la represión sexual de aquellos entonces.

---

[26] En el tratado de Freud sobre "Estudios sobre de la Histeria" menciona que "las histéricas enferman porque sufren normalmente por los recuerdos, es decir, porque experimentan un trauma emocional que se encuentra reprimido. En vez de elaborar las emociones negativas producidas por el hecho traumático, el efecto es "estrangulado"-reprimido- junto con el recuerdo, pero su efecto sobrevive en el inconsciente y se manifiesta en forma de síntoma. En estado hipnótico la experiencia puede ser revivida plenamente: el efecto es desestrangulado o "abretado" y, de esa forma, el síntoma conectado con el hecho traumático desaparecerá". Breuer y Freud.

Ya podemos entender que podemos frustrarnos por no tener las ideas claras sobre nosotros mismos, y por ello exigirnos cosas que no son coherentes con nuestro ser.

Uno de los rasgos más importantes que tenemos ubicados en la fase Madera junto con el Fuego es el de la extraversión, por lo que me gustaría hablar un poco de ella en este punto del libro, pues es muy importante por varios motivos.

La entendemos como la energía que nos hace dirigir nuestros sentimientos hacia el exterior de nuestro yo y así explorar el entorno. La Madera, pues, nos ayuda a la adaptación a nuestro entorno; si esto no se consigue, aparecerá la frustración que generará rabia.

Así pues, entendemos la extroversión como el motor que nos ayuda a exteriorizar nuestros sentimientos. Cuando esta función psicológica no es funcional, surgen alteraciones del Shen. Seguro que algunos de ustedes conocen a alguna persona que no sabe cómo resolver un conflicto y lo soluciona tragándoselo a nivel psicológico: tendremos que darle algún recurso psicológico que le haga sentirse seguro de sí mismo y ¿cuál será?

Como volvemos a ver, la frustración hace acto de presencia una y otra vez en estas páginas. Ésta es muy común en nuestra sociedad: jefes que explotan a sus empleados, el no reconocimiento de nuestros trabajos, las relaciones con los iguales no satisfactorias...etc. Por ello, para que el entorno no nos domine y nos haga sentir mal, tenemos que dominar el arte de la **asertividad**. (Borgatta, 1964)

Llegados a este punto entendemos que nos podemos frustrar por circunstancias externas a nosotros -el caso de nuestra desdichada paciente- o, por el contrario, por no conocer nuestro Shen interno.

Por ejemplo: hay gente que desea divorciarse por no aguantar al cónyuge, pero no se atreve a tomar la decisión (no tiene la energía de la Madera estable) y, por ello, aguantan esta situación durante mucho tiem-

---

Independientemente de la orientación psicológica que poseamos, sí podemos ver en estas palabras la definición de bloqueo emocional del hígado. Estemos o no de acuerdo con el Psicoanálisis, la verdad es que los hechos emocionales traumáticos afectan el Qi de hígado y, si es posible desbloquearlos con el Psicoanálisis, pues bienvenido sea.

po con lo que el movimiento Madera acabará bloqueándose y generando ira, tanto reprimida como agresiva. Al final, esto creará el conocido bloqueo de Qi hepático.

Me gustaría puntualizar para que no se me tache de simplista que no siempre la gente puede cumplir los deseos que le impone su Shen, es decir, hay gente que no es que no quiera separarse sino que hay otras cosas en su vida que de momento se lo impiden (dinero, hijos ...etc.). Esto hace que, al igual que en el caso anterior, el Qi de hígado se bloquee y se acabe creando el mismo trastorno. En este caso, la diferencia es notable.

Téngase en cuenta que estoy hablando en este caso de temas amorosos, pero el ejemplo sirve por igual para el trabajo, los amigos...etc. En el primer caso, la persona no sabe imponer su decisión propia de la Madera; en el segundo caso, la persona, aun teniendo la Madera fuerte, no puede imponer su deseo por las circunstancias o el entorno. Al final de todo este lamentable capítulo, el sujeto en cuestión acaba bloqueando todo su sistema emocional, y desarrollando el típico bloqueo de Qi de Hígado. Y digo típico porque si tuviera que hacer un estudio estadístico de los síndromes más comunes tratados en mi consulta, seguro que éste estaba en el ranking de los más tratados.

Pero dejémonos de tanta frustración. ¿Qué podemos hacer para ayudar a nuestros pacientes?

La naturaleza para esto es sabia y siempre que surge un conflicto entre dos individuos de la misma especie solemos ver una reacción de **lucha** o **huida**. Tanto una como otra son buenos métodos a usar entre los animales de menor evolución que nosotros. De hecho, seguro que a nuestros antepasados estas conductas les fueron muy útiles y, por lo tanto, nosotros las tenemos gravadas en la conciencia innata. Pero, nosotros, a diferencia de los animales, poseemos además la **acción verbal**.

Si nos fijamos, muchos usamos el método de la huida del problema para resolver las situaciones, evitamos situaciones de enfrentamiento con el jefe, marido...etc; estos métodos de actuación nos hacen ser al final presa de la **ira o el miedo** y esta ira acumulada bloqueará poco a poco la fase Madera.

¿Por qué la mayoría de nosotros apelamos a reacciones primitivas que son inútiles y complicamos nuestros problemas? No me refiero que tenemos que ser agresivos con nuestros jefes, maridos o mujeres no me mal entienda sino a que tenemos que enfrentarnos a ellos por el verbo, no por la agresión física, y así solucionar los problemas.

Es decir, hemos de hablar de lo que sentimos o necesitamos y no tragarnos los problemas para no crear así conflictos. A veces, crear un conflicto es bueno pues a largo o medio plazo nos puede arreglar la vida.

En el caso de la paciente de la hija discapacitada, el hablar y entender la situación le ayudó muchísimo.

En el caso de estar frustrados por nuestro físico por culpa de los medios informativos (por ejemplo en los adolescentes), el autoconocimiento es fundamental: conocernos a nosotros es la base para no bloquear nuestro Qi y ver virtudes allí donde se ven defectos; y, por último y válido para casi todas las situaciones como la figura del amigo que nos manipula, la suegra impertinente, jefe...., es dominar el arte del verbo que en este caso será la asertividad.

Pero antes de hablar de la asertividad me gustaría hablar un poco antes de como desde la infancia nos eliminan este arte, ya que el posible origen de esta la frustración esté en nuestra **infancia.**

El niño, cuando nace, es totalmente asertivo (tiene muy claro lo que quiere y lo impone), consigue todo lo que quiere llorando y protestando. Poco a poco, aprende a hablar y lo primero que sabe decir es **NO.** Después, cuando el niño tiene la facultad de hablar, los padres empiezan a manipularle y lo primero que se le enseña es a sentirse **ansioso, ignorante y culpable.** Una vez que aprendamos a ser ansiosos, ignorantes y culpables haremos lo posible para evitar esas sensaciones.

Expliquémonos un poco sobre esto, nuestros padres nos adiestran involuntariamente a sentir esas sensaciones negativas porque es un medio sumamente eficaz de combatir nuestra asertividad infantil natural que mantiene nuestra fase Madera plenamente desbloqueada. Esta asertividad molesta, y a veces explosiva, que perciben los padres en sus hijos es entendida por los padres como errónea y, además, ellos aprendieron a percibirla así de mano de sus propios padres.

Y todo empieza con manipulaciones de este tipo:

–Si arreglamos nuestro cuarto, somos buenos chicos pero, si no lo hacemos bien, somos malos chicos y, claro, ya ha quedado claro qué es lo bueno y lo malo. Si somos malos, nos pasarán cosas malas, como, por ejemplo, que mamá ya no nos quiera… etc. De esta manera y con este estilo nos manipulan y, en realidad, lo que pasa es que somos unos niños pequeños e indefensos y que no sabemos ordenar las cosas…etc.

En realidad, si mamá quiere que hagamos algo es porque ella quiere; no porque esté bien o mal: "no me pongas mala cara, no soy yo quien quiere que ordenes el cuarto: es Dios". Esto sucede al emplear calificativos de bueno y malo, en lugar de decir: "Fulanito, ordena tu cuarto porque yo te lo pido y punto".

Pero, claro, si al niño le decimos que lo haga porque si no será malo y previamente le hemos metido en la cabeza que los niños malos van al infierno, pues inconscientemente el niño estará sintiendo una energía negativa muy fuerte. Si, además, todavía no sabe arreglar bien su cuarto, surgirá lo inevitable: se frustrará. Entonces tendrá dos opciones: revelarse contra la madre de forma irritable o frustrase y dejar que el Hígado se le bloqueé. Lo normal es lo anterior y no dejar que el Hígado se bloquee pero, como nos han enseñado a NO expresar esa agresividad porque está mal vista, nos tragaremos esas tensiones y, poco a poco, el Hígado se nos irá bloqueando una y otra vez.

Por lo tanto, si en el trato con los demás se eliminaran totalmente esas emociones aprendidas, serían un gran paso para nuestra salud.

Se deduce así que, para no irritar al Hígado, lo mejor es librarnos de este lavado de cerebro, y conseguir ser como cuando éramos niños, es decir, ASERTIVOS.

Por ello como terapia verbal y para descondicionar a nuestro sujeto será la siguiente técnica:

Tenemos que conseguir que el sujeto escriba en su memoria las técnicas de asertividad: es interesante potenciarle el Qi de C, que escribe, el Qi de R, que es la hoja, y el Qi de Bazo que es quien digiere[27].

---

[27] Estas deducciones se desarrollan dentro del seno de las teorías de la Psiconeuroacupuntura, lo que pretendo explicar es que para que la terapia verbal haga más efecto sería útil punturar estos puntos, ya que de esta forma se potenciaría el entendimiento y la memorización de lo que le estamos enseñando al sujeto en estos momentos.

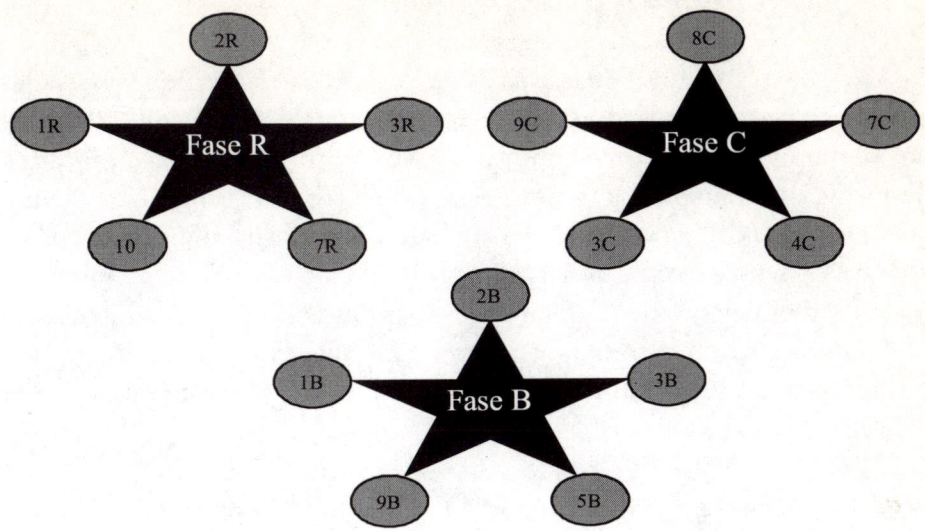

Y una vez insertadas estas agujas, tenemos que empezar a explicarle uno por uno los derechos ASERTIVOS que a continuación desarrollaremos.

Pero antes expliquemos uno por uno estos puntos. El 7 Riñón y el 10 Riñón hacen que éste esté abierto a la recepción de la información, el 9 Corazón hará que éste escriba con facilidad en su shen la información y por último el 2 de Bazo conseguirá que todo esto se digiera y entienda sin problemas.

Por ello, pasemos ahora a describir uno por uno los mejores derechos asertivos que he podido encontrar. El sujeto los tiene que entender claramente, por lo que utilizaremos todos los recursos explicativos de los que dispongamos para este fin.

LA ASERTIVIDAD Y LOS DERECHOS ASERTIVOS.

Aconsejo la lectura de estos derechos de forma lenta y pausada.
Tenemos que ponernos al nivel intelectual de nuestro paciente; con algunos será muy sencillo, pero con otros nos veremos forzados a explicarlos
de forma más detenida y usando ejemplo claros y directos. Es evidente
que nosotros, los "terapeutas", tenemos que tener claro qué son los derechos asertivos y qué es la asertividad, por ello veo interesante explicar un
poco las definiciones de los científicos más destacados en esta materia.
Algunos autores retoman la asertividad como aquella conducta que
posibilita la disminución de la ansiedad y definen al individuo asertivo
como:

*«Aquella persona que tiene una personalidad excitativa o activa,
el que define sus propios derechos y no presenta temores en su comportamiento»*

Fensterheim y Baer (1976)

*«La expresión adecuada dirigida a otras personas, de cualquier
emoción que no sea la respuesta de ansiedad»*

Wolpe (1977)

*«La conducta que permite a una persona actuar con base a sus
intereses más importantes, defenderse sin ansiedad, expresar cómo-
damente sentimientos honestos o ejercer los derechos personales, sin
negar los derechos de los otros»*

Alberty y Emmons (1978)

*«El aspecto de la libertad emocional que se relaciona con la
capacidad de luchar por los propios derechos»*

Lazarus (1966)

*«La aserción implica defender los derechos y expresar pensamien-
tos y creencias en forma honesta, directa y apropiada, sin violentar
los derechos de los demás. La base de la aserción es la comunicación mutua, dar y recibir respeto»*

Lange y Jakubowaki (1976)

«*La expresión abierta de las sugerencias (por medio de palabras y acciones) de una manera tal que haga que los otros lo tomen en cuenta.*»

Mac Donald (1978)

«*La conducta interpersonal que implica la honesta y relativamente expresión de sentimientos.*»

Rimm y Master (1980)

«*Una capacidad compleja de emitir conductas que son reforzadas positiva o negativamente, y de no emitir conductas que son castigadas.*»

Libet y Lewishon (1973)

Los siguientes autores retoman la asertividad como la habilidad de expresar los sentimientos.

«*La habilidad de buscar y mantener o mejorar el reforzamiento en una situación interpersonal a través de la expresión de sentimientos o deseos. Cuando esa expresión se arriesga a la pérdida de reforzamiento o incluye al castigo*»

Rich y Schroeder (1976)

«*Es la habilidad de exponer en un momento determinado (personal o social) de manera apropiada y directa, creencias y sensaciones tanto positivas como negativas.*»

Según Carrobles (1979)

«*Es el conjunto de conductas emitidas por una persona en un contexto interpersonal, que expresan los sentimientos, actitudes, deseos, opiniones y derechos de esa persona de un modo directo, firme y honesto, respetando al mismo tiempo los sentimientos y actitudes, deseos, opiniones y derechos de otras personas*»

Alberti y otros (1977)

«Aquella conducta que permite a la persona expresar adecuadamente (sin medir distorsiones cognitivas o ansiedad y combinando los componentes verbales y no verbales de la manera más efectiva posible) oposición (decir no, expresar desacuerdos, hacer y recibir críticas, defender derechos y expresar en general sentimientos negativos) y afecto (dar y recibir elogios, expresar sentimientos positivos en general) de acuerdo a sus intereses y objetivos, respetando el derecho de los otros e intentando alcanzar la meta propuesta.»

Walter Riso (1988)

Las características básicas de la persona asertiva son:

* Libertad de expresión, que nos ayuda a mantener libre nuestro Qi emocional, y desarrollarnos como sujetos libres y no frustrados.
* Comunicación directa, adecuada, abierta y franca; el poder de la madera es justo éste.
* Facilidad de comunicación en toda clase de personas.
* Su comportamiento es respetable y acepta sus limitaciones, esto nos recuerda la metáfora antes comentada de la moto. Si conocemos nuestras limitaciones y sabemos hasta donde llegamos, es más difícil sufrir en nuestras carnes la frustración.

Vamos a exponer uno a uno los principales derechos asertivos.

"Nadie puede manipular nuestras emociones o nuestro comportamiento si nosotros no lo permitimos".

Los derechos asertivos;

DERECHO ASERTIVO I

Tenemos derecho a juzgar nuestro propio comportamiento, nuestros pensamientos y nuestras emociones y a tomar la responsabilidad de su iniciación y de sus consecuencias.

La persona insegura se siente mejor dentro de una situación bien estructurada, con muy pocas incógnitas que resolver.

Nos meten en la cabeza que " *no debemos formular juicios independientes acerca de nosotros mismos y de nuestras acciones, debemos ser juzgados por unas personas externas, según determinados procedimientos y por una autoridad más capaz y más grande que nosotros*". La manipulación es todo comportamiento dictado por esta creencia: somos manipulados siempre que alguien reduce nuestra capacidad de juzgarnos nosotros mismos.

El derecho de ser nuestro propio juez decisivo es el derecho asertivo primordial del que nacen los demás e impide que los demás nos manipulen.

Cuando nos convertimos en nuestros propios jueces, aprendemos a establecer de manera independiente nuestros propios métodos para juzgar nuestros comportamientos. Los juicios los realizamos acorde de nuestros ensayos y errores durante la vida, más que basándonos en un sistema de cosas "buenas y cosas malas". Constituimos un sistema basado en "esto me va y esto no me va". Nuestros juicios independientes son un sistema flexible de "me gusta o no me gusta" y no un sistema de "debo y no debo". Nuestro juicio puede no ser sistemático, lógico o ni siquiera razonable a los ojos de los demás pero, sin embargo, nuestro juicio se ajustará a nuestra personalidad y a nuestra forma de ser.

DERECHO ASERTIVO II

Tenemos derecho a no dar razones o excusas para justificar nuestro comportamiento.

Si somos nuestros propios jueces no tenemos que explicar a los demás sobre nuestro comportamiento para que éstos decidan si está bien o mal. Eso sí, por supuesto, los demás siempre tendrán la opción asertiva de decirnos si les gusta o no lo que hacemos y, a partir de ahí, nosotros decidiremos lo que hacemos. Pero basta ya de esa noción infantil de tener que responder a todos los porqués de los demás.

DERECHO ASERTIVO III

Tenemos derecho a juzgar si nos incumbe la responsabilidad de encontrar soluciones para los problemas de los demás.

Eso sí, si no reconocemos nuestro derecho a optar por ser responsables únicamente de nosotros mismos, los demás podrán manipularnos, y lo harán, y nos obligarán a hacer lo que ellos quieran, presentándonos sus problemas como si fuesen nuestros.

DERECHO ASERTIVO IV.

Tenemos el derecho a cambiar de parecer, es decir, a doblar y eso no es inmaduro sino más bien todo lo contrario y, desde luego, tener esta noción grabada en nuestro Shen nos libera de mucha presión. Si tenemos un proyecto y, por los motivos que sea, vemos o intuimos que éste va mal, lo mejor es dejarlo a tiempo y que nadie nos juzgue por ello. Pero si nos juzgaran, tendríamos que dejar claro que no tienen derecho a ello; nos pueden dar su opinión, que es muy distinto a que nos impongan su criterio.

DERECHO ASERTIVO V.

Tenemos derecho a cometer errores y ser responsables de ellos.

Nos intentarán manipular por la creencia que los errores son malos, cuando, sin embargo, los errores forman parte de la condición del ser humano y un error es sólo eso, un error.

Creencia infantil: *Los errores son malas acciones y causan problemas a los otros. Si cometes errores, debes sentirte culpable y es probable que cometas más y causes más problemas y, por consiguiente, no puedas reaccionar como se debe ni tomar decisiones apropiadas. Entonces, otras personas deben regular tu comportamiento y decidir por ti, para que no sigas planteando problemas; de este modo, repararás el mal que causaste.*

DERECHO ASERTIVO VI

Tenemos derecho a decir "no lo sé".

Esto quiere decir que no tenemos que saber lo que nuestras acciones nos van a acarrear porque, si lo pensásemos, nunca haríamos nada o casi nada. Esto lo utiliza la gente para manipularnos: nos hacen creer que tenemos que saber cual será el resultado y cuando, nos lo preguntan, nos quedamos dudando y así nos manipulan.

DERECHO ASERTIVO VII.

Tenemos derecho a ser independientes de la buena voluntad de los demás antes de enfrentarnos a ellos, es decir, podemos rechazar la ayuda de los demás aún cuando ésta sea con muy buen voluntad.

La gente se horroriza cuando alguien les amenaza con retirarles su afecto o se lo retiran afectivamente. Se quedan paralizados y no aciertan a actuar en su propio beneficio, ya sea en el trabajo, en su relación matrimonial, con los amigos... etc.

Pero que quede claro, sólo nos retiran la buena voluntad si esto les trae beneficio. Si actuamos como si esto nos importara, le estamos dando la posibilidad de que nos manipulen; sin embargo, si no les concedemos importancia, en un momento dado volcarán sobre nosotros su ira, pero enseguida la orientarán por otro lado.

Creencia infantil: *"Es importante que la gente tenga simpatía por ti, porque si no podrán hacer algo para que no consigas tus metas".*

Así, nos enfrentaríamos a frases del tipo"me acordaré de eso" te arrepentirás de haber hecho eso"...etc.

DERECHO ASERTIVO VIII

Tenemos derecho a tomar decisiones ajenas a la lógica.

La lógica es un proceso de razonamiento al que todos podemos recurrir en ocasiones para ayudarnos a formular juicios acerca de muchas cosas, incluido nosotros mismo. Pero ni todas las declaraciones lógicas son verdaderas, ni nuestro razonamiento lógico puede predecir siempre lo que ocurrirá en cualquier situación por lo que la lógica resulta muy poco útil cuando están en juego nuestros deseos, motivaciones y sentimientos y los de los demás. La lógica y el razonamiento se suelen basar en afirmaciones y negaciones rotundas del tipo de "blanco o negro", "todo o nada" cuando, en realidad, nuestras motivaciones acerca de alguien o algo suelen ser confusas, las experimentamos en diferentes grados, según el momento y el lugar y hasta es posible que deseemos cosas diferentes a la vez. Por ello, la lógica no es muy útil en estos casos.

Con estos derechos aprendidos y llevados a la práctica por nuestros pacientes les ayudaremos mucho a que su Shen se libere de muchos bloqueos.

Según los estudiosos en materia de asertividad, tenemos tres formas de expresar nuestra asertividad. Una, que es la correcta, llamada conducta asertiva basada en el buen funcionamiento del Shen Madera y en el dominio de los derechos antes expuestos. Las otras dos, que son patológicas, son la conducta pasiva y la conducta agresiva.

Pasemos pues a explicar una por una estas conductas.

La conducta asertiva se da cuando el sujeto tiene un buen Qi de Madera, y ha interiorizado de forma natural los derechos asertivos.
Sabe expresar sus sentimientos, sus deseos y sabe exponer sus opiniones, sin verse obligado a recurrir a la amenaza o castigo y sin violar los derechos de las otras personas. Por ello, la aserción implica no solo respeto hacia uno mismo y luego hacia los demás sino que, además, tiene que reconocer los derechos en los demás y ser consecuente con ello.
Vemos como la fase metal, donde se encuentra el proceso cognitivo de la empatización tiene que controlar a la madera para que esta sepa ponerse en el sitio de los demás.

La conducta pasiva. En este caso, el Qi de madera con respecto al Shen es débil. No puede expresar correctamente los derechos y, en consecuencia, no puede expresar sus sentimientos, pensamientos y opiniones por lo que se siente siempre con la necesidad de pedir disculpas por todo lo que hace. Este individuo se siente auto-derrotista, y tiene mucha ansiedad al sentir que los demás no le hacen caso. Como no suelen pedir o hacer las cosas que realmente desearían se van frustrando poco a poco, de manera que van almacenando ira contra otras personas que sí son asertivas. Esta ira puede canalizarse de forma indirecta acabando por rayar coches, borrar archivos del ordenador de sus compañeros... etc.;

saben que está mal, pero necesitan disminuir su frustración con este tipo de conductas agresivas encubiertas.

La conducta agresiva. Aquí sucede todo lo contrario al anterior. Hay un Shi de energía en la fase Madera, pero esta energía está mal canalizada y, en este caso, sí que se expresan los deseos, pensamientos y opiniones, pero de una forma inapropiada e impositiva sin tener en cuenta los derechos de los demás. No se cortan en la expresión dura y contundente llegando incluso al insulto o a comentarios humillantes. Esto genera al final auténticas guerras entre individuos.

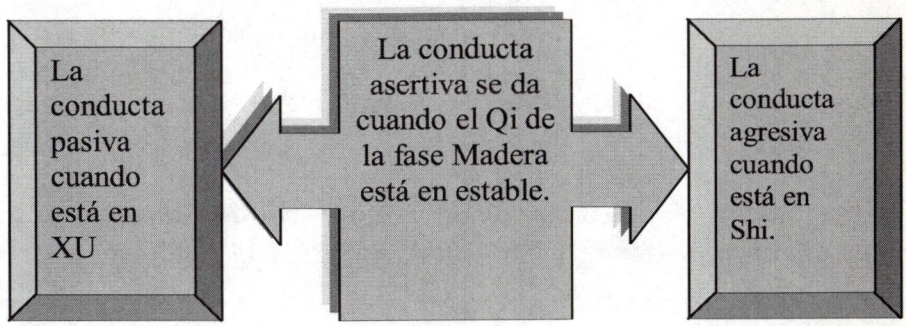

Será, pues, típico observar sujetos con Xu de Xue de Hígado, Xu Yin de Hígado con conductas evitativas y pasivas que, a la larga, condicionarán su vida de forma negativa. Tendrán que disminuir esa ira acumulada con alguna conducta encubierta o, mejor aún, sería deseable que hicieran algún ejercicio físico para canalizar todo ese Qi negativo. Lo más lógico es que deberían de ser tratados para aprender a canalizar todo ese Qi.

Me gustaría hacer un retrato de este sujeto. Seguro que más de uno de ustedes conoce a alguien que es muy tranquilo a simple vista y pasivo; podría pensarse que es un trozo de pan, pero que cuando indagamos en su vida vemos que tiene conductas que nunca hubiésemos pensado como suyas, como la práctica de deportes de mucho riesgo, lucha etc...

En el otro polo tenemos las conductas agresivas, que se dan en sujetos más pletóricos, que tienden al Shi de Yang o de Fuego de Hígado. Estos sujetos usarán ese exceso de Qi para dominar a los demás pero no es porque les falte asertividad, sino porque, faltándoles o no, la imponen a los demás. Son como una dictadura para los demás. Como conocedores de la Psiconeuroacupuntura entendemos que esto es lógico porque pues para ser más justos hay que saber empatizar con los demás y como decíamos el proceso cognitivo de la empatización se encuentra en la fase Metal[28] y si la fase madera está en Shi se opondrá al control del ciclo Ko con respecto al Metal.

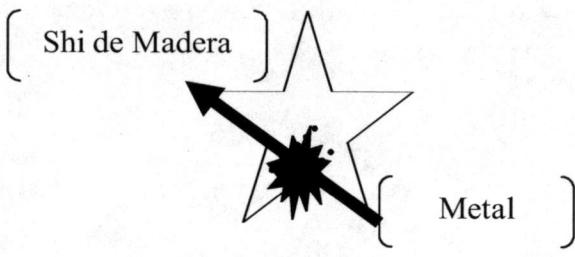

Por ello, estos sujetos no pueden ponerse en el sitio de los demás. Si conseguimos armonizar esta oposición y meter en su Shen lo que sería correcto, estos sujetos pueden modificar su conducta.

Pero.....compliquemos un poco más la historia.

LA NEUROSIS DE EXPERIMENTACIÓN

De todos modos, la asertividad (o mejor dicho su ausencia) no siempre es motivo de bloqueo de Qi de Hígado. A veces se puede crear frustración de forma independiente a nuestra forma de actuar, es decir, no por culpa de nosotros sino por el ambiente. Esto se pudo demostrar gracias a un experimento llevado a cabo por Ivan Pavlov (1927) llamado **neurosis experimental**.

---

[28] Cualidades de la fase Metal, desarrolladas en el libro de "Introducción a la PNA", editorial Dilema.

"Primero, los perros aprendían cómo discriminar entre un círculo, que era la señal para la presentación de la comida y una elipse (un círculo alargado o una forma ovalada), que significaba que la comida no estaba próxima. Cuando el círculo y la elipse estaban bien definidos, los perros aprendían rápidamente a salivar frente al círculo, pero no ante la elipse. Pero el experimentador cambiaba gradualmente las figuras, de manera que las dos se pareciesen cada vez más, de forma que los perros difícilmente pudieran diferenciar entre la figura que señalaba comida y la que no señalaba. Cuando los perros ya no pudieron diferenciar entre las dos señales, empezaron a comportarse de forma extraña: ladraban, demostraban temor e intentaban destruir el aparato utilizado para el condicionamiento".

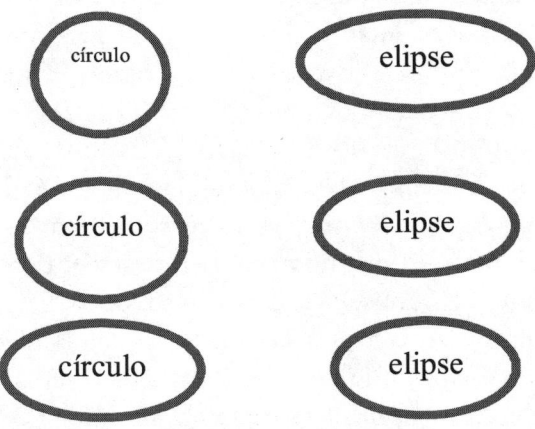

Para Diane, E.Papalia y Rally W.O (1988), estos comportamientos son similares en las personas neuróticas. Es evidente que, si vivimos en un ambiente muy ambiguo y predispuesto a las interpretaciones de todo tipo, llega un momento en el que el estrés empieza a causar alteraciones de la fase Madera. Ésta, posiblemente, empiece a causar desarmonías de su Qi. Desde luego, aquí la ayuda más directa tiene que proceder de nuestra fase Agua, que es la que nos da las herramientas culturales para entender nuestro entorno y la fase Fuego es quien nos da el poder de utilizarlas.

Por desgracia en nuestras consultas acuden sujetos que se hacen unas descripciones de si mismos muy ambiguas, y es más, muchas veces aparte de ser ambiguas son infundadas, pero la consecuencia de todo esto es muy parecido a la neurosis de experimentación, ya que al final acaban con grandes dosis de frustración.

LOS IMPULSOS

Hablemos ahora un poco de los impulsos.

Los impulsos son controlados por esta fase. Si no los controlamos, podemos tener acciones antisociales hacia los demás o hacia nuestra propia persona (problemas con las drogas, el alcohol, los juegos destructivos, "ludopatía"...etc), ya que el Qi de esta fase no controla su energía, y el sujeto es dominado por su entorno.

Para tener una buena adaptación social una persona tiene que saber cuando retirarse y no por ello ver su ego afectado. Esto es muy importante ya que la Madera controla el avance y el retroceso. Sobre esto se habla mucho en un magnífico libro clásico de la filosofía china titulado " *El arte de la guerra*". En este libro, a la función de la Madera en Medicina china se la compara con la labor que ejerce un general en su ejército: si la Madera funciona mal, la persona no sabe retirarse a tiempo y llega hasta el final, lo que le trae consecuencias desastrosas. Esta actitud genera mucha rabia y tensión interna, y todo por no saber solucionar sus problemas. Suelen ser personas que generan conflictos con las personas de su alrededor y no pueden soportar sentirse humillados.

Como dice Eduardo Punset en su magnífico libro *"El alma está en el cerebro"*, la gente se aferra más a sus derrotas que a recapacitar sobre las nuevas situaciones.

En el otro extremo tenemos a la persona que, para evitar conflictos sociales, reprime toda su energía y, sencillamente, no existe. Es el típico que está y no está, es extremadamente pacifista.

Tanto la actitud de no retroceso como la de retroceso total son incorrectas y las dos acaban perturbando el Qi de Madera.

Desde que hemos empezado con este tema hemos hecho referencia todo el rato a la ira, el cólera, el enfado, la irritabilidad, el comportamiento hostil, la agresividad, la violencia... En fin, todas las conductas que tienen como comportamiento común "la agresividad".

La agresividad como algo positivo.

Pero la agresividad, la ira... ¿cómo pueden llegar a ser una energía positiva? Lorenz (1966) considera, junto con los estudiosos de la etología, que la agresividad es una parte necesaria de la naturaleza, y tiene un valor adaptativo.

Si sabemos que esta emoción es la que predomina en el Hígado, ¿por qué el ser humano tiene de forma innata una carga emotiva violenta o agresiva? Esta respuesta tiene una fácil contestación: solo hay que remitirse a la evolución del humano, cuando la agresividad era muchas veces la única forma de solucionar un conflicto con un animal de diferente especie o con un ser de la misma especie. Por lo tanto, el cuerpo se preparaba para la lucha o huída. Es el Hígado el que controla estas emociones.

Ahora bien, sabemos que el ser humano hoy en día ya no necesita enfrentarse a leones, tigres y demás animales de la fauna salvajes, pero en nuestro organismo aún tenemos esa energía que de vez en cuando nos es útil. Posiblemente, nos parezca que la agresividad ya no es útil en nuestra sociedad occidentalizada pero en otras sociedades sí les está ayudando a defender su "cultura".

Conclusiones:

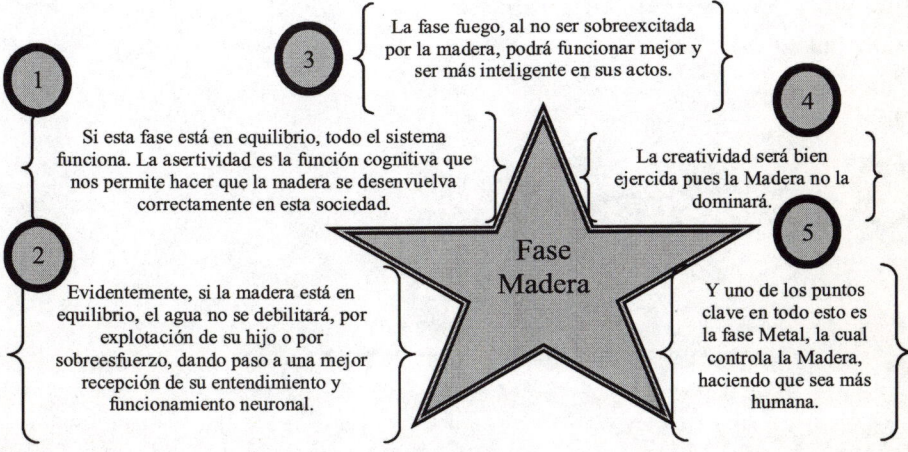

1. Si esta fase está en equilibrio, todo el sistema funciona. La asertividad es la función cognitiva que nos permite hacer que la madera se desenvuelva correctamente en esta sociedad.

2. Evidentemente, si la madera está en equilibrio, el agua no se debilitará, por explotación de su hijo o por sobreesfuerzo, dando paso a una mejor recepción de su entendimiento y funcionamiento neuronal.

3. La fase fuego, al no ser sobreexcitada por la madera, podrá funcionar mejor y ser más inteligente en sus actos.

4. La creatividad será bien ejercida pues la Madera no la dominará.

5. Y uno de los puntos clave en todo esto es la fase Metal, la cual controla la Madera, haciendo que sea más humana.

Fase Madera

[Nota] Para entender estas deducciones con respecto a las otras fases es necesario entender las bases de la PNA.

Pero....¿qué pasa cuando esto no va bien?

Recordemos un poco todo lo que se dijo en este libro...

Primero hablamos del Sock emocional agudo, que producía una alteración de la función QiJi del Hígado haciendo que allí donde el sistema energético estuviera más débil o donde el Qi se encontrara activo en ese momento se bloqueara, y fuera la semilla de un posible cáncer.

Después, dijimos que muchas veces no tenía por que ser tan brutal el choque emocional, sino que podía ser un estrés continuo que el sujeto no sabe afrontar porque no tienen las herramientas psicológicas necesarias. En este caso, la asertividad sería la facultad psicológica más importante en esta fase y la que más nos podía ayudar a superar el estrés de la vida ya que este estrés, a la larga, puede alterar el QiJi y dar el mismo resultado que el Sock emocional, pero de forma más insidiosa.

Pero me gustaría analizar uno por uno todos las posibles combinaciones, ya que podemos entrever que, además de las alteraciones tumorales, podríamos entender otras muchas dolencias del siglo XXI.

Esa falta de asertividad y no saber controlar nuestra existencia puede llevarnos a una serie de enfermedades (iremos desde las más banales a las más complicadas).

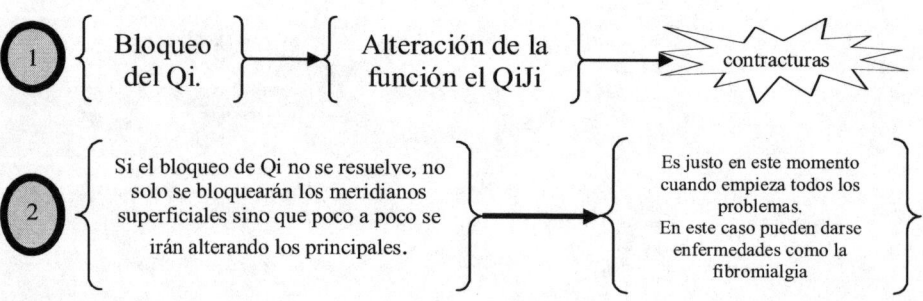

3 Este problema de Shi de la fase Madera crea alteración del Shen de Corazón, nerviosismo y mala ejecución de la actividad de descodificación de la información encontrada en la fase Agua. El paciente entra en un estado de neuroticismo y pérdida de control de su realidad, un ejemplo de ello sería la esquizofrenia. Es evidente que, llegados a este extremo, el tratamiento es muy complicado.

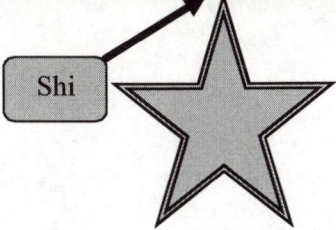

4 Oposición en exceso a la fase Tierra, Esta no puede expresar su creatividad de forma natural y empieza a expresar su energía por otras vías creando alteraciones de una de sus funciones básicas el transporte y transformación. En muchos tratados se dice que el exceso de ingesta es producido por una frustración encubierta; es en este punto donde la encontramos. Además, esto puede ser la explicación a la plaga de alteraciones matabólicas de nuestro siglo con alteraciones de tipo hipo e hipertiroidismo.

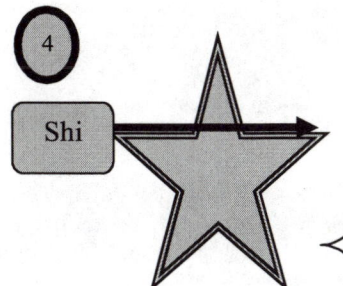

5 Si la Madera se opone al Metal, podemos desarrollar estados psicóticos, es decir, sujetos que no puedan ponerse en el lugar del otro, que no empaticen, que no sean emotivos. Estos los hace muy invulnerables a las emociones.

6 Y si es la fase Agua la que se ve afectada, la fobia será la única alternativa a este sujeto, ya que no desarrollará ninguna actitud defensiva hacia la vida, y su funcionamiento neuronal se verá afectado, siendo cada vez más lento en el aprendizaje.

Y, por último y lo peor de todo, la secuencia de bloqueo
de Qi→ estasis de Xue → formación de Tan.
Lo último y más peligroso:
formación de
VIENTO INTERNO
que lo remueve todo.

CRITICAS A ESTE ENFOQUE:

Este sistema no intenta dar explicación a todas las posibles manifestaciones etiológicas que conforman el fenómeno de la oncología, pero si
que intentamos hacer hincapié en el papel que tiene nuestra mente sobre
este fenómeno, no descartamos los agentes cancerigenos que hoy por
hoy están más que presentes en nuestro entorno, ni los teratógenos en la
vinculación de los tumores infantiles.

En algún que otro congreso se me pregunto que como podía explicar
esta teoría los canceres detectaos por desgracias a edades tan tempranas
como la infancia.

No hay que descuidar ni olvidar que el cerebro está sometido en un
alto grado a las influencias ambientales, los premios Nobel de fisiología
del año 1981 David H.Hubel y Torsten N.Wiesel demostraron que las
primeras experiencias de un ser humano tienen un efecto permanente en
el cerebro, y que además y esto es lo más significativo de esto es que
puede perderse para siempre la información genética del cerebro a causa
de determinados factores ambientas, estando contenidos en esto tanto
los tóxicos como los psicológicos.

EL PUNTO SOSPECHOSO DEL CÁNCER DE YOSHIKI OMURA

En el libro de Yoshiaki Amura[29], podemos encontrar un punto que
sería una posible advertencia de la presencia de un cáncer, es decir, según

---

[29] "Electroacupuntura y Kinesiología manual" Yoshiaki Amura, editorial;
Mandala ediciones.

este autor si el paciente presenta molestias en el punto llamado "punto del cáncer" será posible que el sujeto sufra de este mal.

Yo en mi consulta he podía comprobar la validez de esta afirmación, y la verdad es que en un elevado numero de pacientes en los cuales yo ya tenía la confirmación del diagnostico del cáncer por el oncólogo pude ver y experimentar esta técnica siendo los aciertos muy elevados[30] por ello paso a explicar a continuación esta técnica.

Según al Dr Y, Omura, si existen alteraciones en el órgano X, estarán dolorosos los puntos Shu y Mo[31] de dicho órgano, y si además es doloros el punto del cáncer el posible diagnostico sea cáncer en el órgano que estemos explorando.

«Para enfermedades del hígado, hay puntos que probablemente sean de mayor sensibilidad como el punto "Shu de hígado"18V y el punto "Mo" del mismo 14H en el lado derecho de la parte superior del abdomen. Si el paciente sufre de hematoma, lo más probable es que tenga una marcada sensibilidad en el nuevo punto "punto sospechoso del cáncer"»

«Si el paciente tiene dolor abdominal, así como sensibilidad en el punto, 21V y 12VC, y en el punto del "punto sospechoso del cáncer, uno debe de sospechar en alguna enfermedad sospechosa de cáncer en el estómago»

Un paciente con problemas esofágicos, frecuentemente tendrá sensibilidad en el así llamado punto Shu de esófago, en el lado lateral de la espina entre el 8a, y 9ª vértebra torácica, y si tiene sensibilidad en el punto del cáncer probablemente sufra de cáncer de esófago».

Yoshiaki Omura, pag 25.

---

[30] Esta confirmación la realice de la siguiente forma, ya que yo no podía hacerla pues si soy yo el experimentador, posiblemente este condicionado a que me dé siempre positivo, para ello utilice a mi ayudante, en los meses que realice esta prueba solo dispuse de 7 pacientes que sufrían cáncer, por este motivo, escogí a 7 pacientes más que no sufrían de cáncer, mi ayudante realizo las pruebas y los resultados fueron; de los 7 que sufrían cáncer en 6 dio positivo, y en los 7 que no sufrían cáncer en 1 dio positivo, por ello entiendo que esta técnica puede sernos útil, aunque no es infalible ya que nos puede dar error.

[31] Puntos Shu, nos referimos a los puntos Shu de espalda, ej 23V, 24V etc... y los Puntos Mo son los también llamados puntos alarma como el 25E, 14H etc...

Localización del punto.

En el libro de Omura no es muy preciso, lo localiza alrededor del punto 37 de Vejiga.

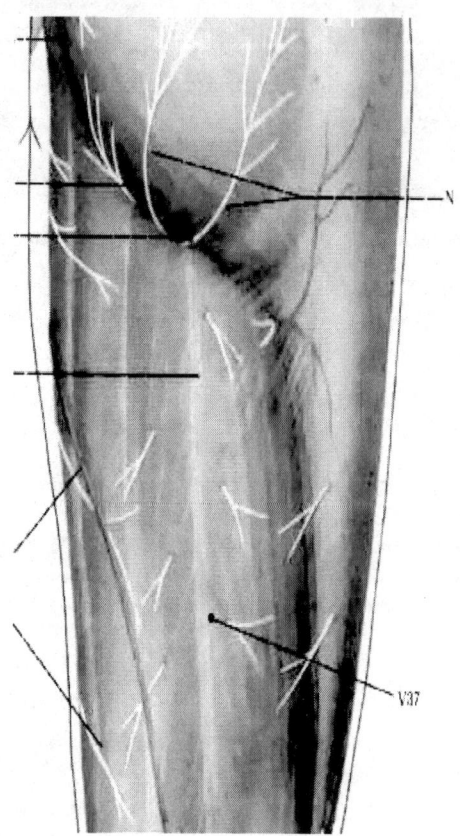

ANEXOS

ANEXO (A)
LOS SÍNDROMES

Tanto en Medicina tradicional China como en Psiconeuroacupuntura tenemos que dominar la diferenciación de síndromes.

Esta fórmula es básica pues es, junto con la anterior (los puntos basados en el ciclo Ko y Zhen), la que no dejará ningún flanco por solucionar. Esto hace que la PNA sea muy contundente a la hora de enfocar el tratamiento en cuanto a los resultados se refiere. Para conocer esta teoría, voy a detallar, en esta formulación, uno por uno los síndromes de cada fase. Sé que muchos de ellos no son necesarios de exponer, pues afectan a esferas no psicológicas, pero creo que repasarlos no nos estará de más.

Diferenciación de Síndromes: consiste en el análisis y en la categorización de ciertas manifestaciones patológicas, mediante las diferentes técnicas de Diagnóstico conocidas en la Medicina Tradicional China. Dicho proceso tiene como fin concretar el origen, la localización y la patogenia de una determinada enfermedad y, en nuestro caso, lo que nos interesa es identificar de forma más precisa el desorden del Shen.

Mediante las técnicas de Diagnóstico que conocemos, como la de los ocho principios (Yin-Yang, Frío-Calor, Insuficiencia-Exceso e Interno-Externo), o el método Qi-Xue-Jin-Ye (Energía-Sangre-Líquidos Orgánicos), entre otros varios, sabremos relacionar cada patología con los órganos (Zhan) o con las vísceras (Fu) afectados y sus emociones adjuntas.

Resumiendo, podríamos afirmar que la **Diferenciación de Síndromes** es la conclusión definitiva de un proceso de diagnóstico previo.

Hecha esta breve introducción es momento ya de entrar en materia y de abordar el asunto que nos ocupa. Expongo todos los síndromes de la Medicina china, como decía con referencia a los Zhan-Fu, porque veo que es interesante repasarlos todos aunque los que más nos van a interesar en PNA serán:

- XU XUE CORAZÓN.
- XU YIN DE CORAZÓN.
- FUEGO DE CORAZON.
- TAN DE CORAZÓN.
- BLOQUEO DE QI DE HÍGADO.
- XU QI DE BAZO.
- XU QI DE PULMÓN.
- XU QI RIÑÓN.
- XU YANG DE RIÑÓN.
- XU YIN DE RIÑÓN.
- XU JING.

Vamos a exponer la diferenciación de síndromes en apartados que corresponderán a un órgano o a una víscera con sus respectivos síndromes más comunes. En cada Síndrome he descrito brevemente en qué consiste, qué síntomas muestra y a qué afecta. Además, añado una relación de los principales puntos de Acupuntura con los que se debe tratar la patología así como la técnica a utilizar para cada punto. Recomiendo, pues, seguir el texto con el apoyo de un atlas de Acupuntura, ya que no considero necesario poner dibujos con los recorridos de los meridianos y sus puntos y llenar así más hojas, como pasa en casi la totalidad de los libros de MTch que hay en el mercado.

SÍNDROMES DEL CORAZÓN.

Los trastornos del Corazón se deben, principalmente, a causas de origen interno como lesiones en los siete factores emocionales (también conocidos como las "Siete Pasiones"). Como sabemos, la morada del Shen es el corazón por lo que todo lo que afecte la integridad emocional del sujeto (las enfermedades crónicas, una mala alimentación, excesos físicos o psíquicos...etc), lo hará enfermar, Por regla general, hay una serie de síntomas comunes a todos los Síndromes de Corazón: palpitaciones, ansiedad, insomnio, dolor en el pecho, se sueña mucho, pérdida de memoria, divagación, orina escasa y oscura...etc.

Aclaremos que la pérdida de memoria es más porque esta no se puede recuperar; es el síndrome de *"lo tengo en la punta de la lengua y no me sale"*. Pero continuo, luego a nivel emocional encontraremos falta de motivaciones, pensamiento poco optimista, y pocas habilidades en el contacto social.

Veamos, pues, cuáles son los principales síndromes con los que nos podemos encontrar en nuestra consulta.

XU QI DE CORAZÓN.

Viene provocada por una enfermedad crónica o aguda que debilita al organismo, por una debilidad congénita o por los efectos propios de la vejez. Al estar debilitada la Energía del Corazón, éste no propulsa la Xue adecuadamente y, por lo tanto, ésta no nutre las demás estructuras orgánicas.

Además de los síntomas comunes que hemos visto, hay que sumarle palpitaciones y disnea al realizar un esfuerzo (debido a una alteración del Zhong Qi o Energía "torácica"), astenia general, sudación espontánea, falta de optimismo...Es como que a la persona se le quitan las ganas de hacer las cosas que antes le gustaba hacer, están como desmotivados con la cara y lengua pálidas, capa lingual suave, pulso vacío...

Fórmula secundaria.

Con el tratamiento buscaremos tonificar el Qi general y el Corazón. Para ello, actuaremos sobre los puntos: 15V, 5C y 9C (tonificación), 17Re y 6MC (regularización), y 36E y 6Re (tonificación y moxibustión).

XU YANG DE CORAZÓN.

Es la agravación del síndrome anterior, sus causas son las mismas y consiste en un decrecimiento del Yang que provoca, a su vez, que ni el Qi ni la Xue circulen adecuadamente y que no se calienten. Ello conlleva un descontrol del Shen.

A parte de los síntomas comunes que hemos visto, hay que añadir cara pálida, brillante u oscura, lengua pálida e hinchada, capa lingual blanca y húmeda, pulso fino y débil... En un caso de extrema gravedad aparecería sudación abundante, los cuatro miembros estarían muy fríos, respiración débil, cara lívida, labios cianóticos, confusión mental, colapso...etc.

La desmotivación es más marcada, no hay fuerzas para las actividades que antes más nos gustaban.

Fórmula secundaria.

Con el tratamiento buscaremos tonificar el Qi del Corazón y calentar el Yang. Para ello, actuaremos sobre los puntos: 5C y 17Re (tonificación), 6MC (regularización), y 14V, 15V, 4Re y 36E (tonificación y moxibustión).

XU XUE DE CORAZÓN.

Se da cuando hay poca cantidad de Xue que nutra el Corazón y, en consecuencia, al Shen. Esa escasa producción de Xue se puede deber a una debilidad del binomio Bazo-Estómago, a una hemorragia considerable, a enfermedades crónicas que consuman el Yin-Xue, a una lesión en uno o varios de los siete factores emocionales...

A los síntomas comunes, añadiremos vértigo, cara y lengua pálidas, capa lingual suave, pulso fino... etc.

Y el Shen empieza a tener síntomas difusos; es como si tuviéramos los nervios excesivamente alterados, estamos muy sensibles a los estímulos porque estos nos sobrepasan por lo mínimo que sean, estamos, como mucha gente dice, "con los nervios por dentro, tú me ves bien pero yo estoy por dentro mal", y el pesimismo y la falta de motivación estará, como no, también presente en este síndrome.

Recordemos que en este síndrome tendrán cabida las alteraciones del Shen cognitivo ya que, si hay una Xu en la Xue de Corazón, el funcionamiento del Shen cognitivo será defectuoso.

Fórmula secundaria.

Con el tratamiento buscaremos tonificar la Xue y nutrir el Corazón. Para ello, actuaremos sobre los puntos: 14V, 15V, 17V, 7C, 6B y 36E (todos ellos en tonificación).

XU YIN DE CORAZÓN.

También se da ante poca cantidad de Xue, además de pocos Jin Ye del Corazón. Suele acompañarse de un ataque de Calor. Por tanto, este Síndrome incluiría una Xu Xue de Corazón. Ocurre por una lesión de uno o varios de los siete factores emocionales (consumen el Yin), por fiebre crónica (consume los Jin Ye), o por exceso de antibióticos (secan y calientan).

A los síntomas comunes, añadiremos pómulos rojos, lengua roja (la punta sobre todo), capa lingual fina o inexistente, pulso fino y rápido...

Y habrá una gran inestabilidad del Shen: la persona no sabrá expresar bien sus sentimientos, no verbalizará bien.

Nosotros entendemos que es un empeoramiento aun, si cabe, más fuerte que el anterior.

Formula secundaria:

Tonificaremos el Yin del Corazón mediante los puntos 15V, 6C, 7C, 6B y 6R y equilibraremos o regularemos con el 6MC.

SÍNDROME BI DE CORAZÓN.

Por regla general, este síndrome doloroso aparece por Xu Qi y Xu Yang de Corazón, aunque también suele ir acompañado de un ataque de Frío o de Tan (Humedad). El exceso de fatiga y la lesión de los siete factores emocionales puede agravarlo. Todo ello provoca una Shi Xue en los vasos del Corazón. Es lo que conocemos comúnmente como infarto de miocardio y, por ser un caso de urgencia, deberá actuar la Medicina Occidental.

Además de los síntomas comunes, pueden manifestarse otros dependiendo del origen del Síndrome Bi; si predomina una Shi Xue, habrá dolor punzante, lengua cianótica oscura y pulso fino e irregular; si hay mucha acumulación de Tan, el paciente tendrá pesadez general, plenitud torácica, lengua con la capa blanca y pulso profundo y deslizante; si predomina el Frío, habrá dolor violento que calmará con calor, enfriamiento de los cuatro miembros, temor al frío, lengua pálida con capa blanca y pulso profundo, lento o profundo apretado; y, por último, si hay estancamiento de Qi, aparecerá dolor torácico con distensión que se podrá agravar dependiendo del estado de ánimo, lengua rosada o roja oscura con capa suave o blanquecina y pulso tenso.

Formula secundaria:

El tratamiento vendrá en función del origen del síndrome. Para cualquier caso, tonificaremos con los puntos 14V, 15V y 17Re y dispersaremos con el 6MC, 5C y 14Re. Para la Shi Xue, dispersaremos con los puntos 4MC y 17V, para la acumulación de Tan, dispersaremos con 12Re y con 40E, para el ataque de Frío, aplicaremos moxibustión sobre los puntos 4Re y 6Re y, si hay estancamiento de Qi, dispersaremos con 3H y 14H.

FUEGO EN EL CORAZÓN.

Se considera como un síndrome emocional provocado por un estado de Calor y Shi de Corazón que altera el Shen. Aparece por una lesión en los siete factores emocionales, por Calor externo que atraviesa el Pericardio o Maestro del Corazón, por consumo excesivo de alimentos picantes, tabaco, alcohol o medicamentos que producen Calor interno.

A los síntomas comunes, añadiremos cara roja, lengua roja y oscura con capa amarillenta, úlceras bucales, sed, hemoptisis (tos con sangre), hinchazón cutánea, pulso fuerte y rápido...

Y, sobre todo, un gran nerviosismo que puede ser la expresión de una fase maniaca o de estados de histeria.

El Shen emocional estará hipersensible y reaccionará de forma alarmante a todos los estímulos.

Formula secundaria:

Con el tratamiento dispersaremos el Calor, purificando así el Corazón y, por tanto, calmando el Shen. Dispersamos, pues, actuando sobre los puntos 7C, 20Du, 6MC, 7MC, 15Re e 1R.

TAN PERTURBANDO EL CORAZÓN.

Es un Síndrome de plenitud que provoca estados de alteración psicomental debido a una acumulación de Tan que obstruye y perturba el Shen. Las causas pueden ser un estancamiento de Qi de Hígado y una disfunción del Bazo en el transporte y transformación (ambas producen Humedad y ésta se transforma en Tan).

Además de los síntomas comunes, aparece depresión nerviosa, epilepsia, esquizofrenia, apoplejía cerebral, apatía, coma, cara oscura y terrosa, capa lingual seborreica y blanca y pulso deslizante.

Esta claro que la inteligencia se expresa por el Corazón, si se turbia por humedad, el paciente puede vivir en un mundo imaginario para nosotros, pero no para él.

Formula secundaria:

Dispersaremos el Tan para liberar el Shen, actuando sobre los puntos 5MC, 7C, 9C, 12Re, 15Re, 40E, 20Du, 26Du y 15V.

TAN-FUEGO AGITANDO EL CORAZÓN.

La mezcla del Tan con el Fuego tiende a ascender agitando el Shen, provocando perturbación mental. Esto ocurre por un estancamiento de Qi de Hígado prolongado que se cambia en Fuego y que consume Jin Ye, transformándose en Tan, o por acumulación de Tan-Humedad que se convierte en Tan-Calor, o por Calor externo perverso que se introduce a través del Maestro del Corazón.

A los síntomas comunes, se suman manías, comportamiento violento, lloros y risas sin razón, discursos incoherentes, lengua roja, capa lingual seborreica y amarilla, pulso rápido... Es como en el caso anterior, pero además puede ser agresivo.

Formula secundaria:

Como tratamiento, disolveremos el Tan y eliminaremos el Calor para calmar el Shen. Para ello, dispersaremos sobre los puntos 7C, 7MC, 8MC, 15Re, 40E, 24Du, 2H, 3H y el punto extra de Meridiano o Yin Tang.

SÍNDROMES DEL INTESTINO DELGADO.

Básicamente nos podemos encontrar con dos síndromes asociados al Intestino Delgado y ambos suelen ser consecuencia directa de otros órganos principales, como veremos a continuación.

Solo quiero hacer pensar al lector, ¿cuántas enfermedades hay últimamente, de origen nervioso, que se atribuyen al intestino o, en el mejor de los casos, a un origen desconocido?

Colitis ulcerosa, colon irritable, enfermedad de Crohn, celiacos, etc...

Es curioso, pero el intestino delgado en Medicina china, conecta directamente con el corazón y, como hemos visto, el corazón intenta defenderse apagando el Fuego sacándolo por lo intestinos, con enfermedades de este tipo.

CALOR-PLENITUD EN EL INTESTINO DELGADO.

Tiene mucha relación con el Fuego de Corazón. Ese Calor-plenitud (que es interno) altera la función de separación de líquidos en el Sanjiao (Triple Recalentador). Esto se puede deber a un exceso de Fuego del Corazón o a una acumulación de Calor-Humedad en el Sanjiao inferior.

Los síntomas suelen ser: orina escasa y oscura, micción dolorosa o con sensación de ardor, sangre en la orina, sed, agitación mental, ansiedad, lengua roja, capa lingual amarilla, pulso rápido...

El Shen está confundido y alterado, ya que la inteligencia está aturdida.

Formula secundaria:

Como tratamiento, dispersaremos el Calor actuando sobre los puntos 5C, 8C, 39V, 6B, 9B y 3Re y regularemos en el punto 2ID.

XU DE INTESTINO DELGADO.

Esta insuficiencia es consecuencia de la transmisión de una Xu de Bazo y Estómago al Intestino Delgado o por Frío que ataca a este meridiano. Eso provoca que el Intestino Delgado no realice correctamente su función de separación y de clasificación de sustancias provechosas y nocivas para el organismo, acumulándose Humedad en forma de Tan.

En este caso, la inteligencia del Shen no sabe diferenciar la información relevante de la no revelante, por lo tanto el sujeto vive con una continua ansiedad y inseguridad.

Los síntomas que aparecen son, principalmente, diarreas y borborigmos (ruidos intestinales), además de otros síntomas comunes al Bazo y al Estómago, los cuales veremos en el apartado correspondiente.

Formula secundaria:

Trataremos este Síndrome dispersando la Humedad acumulada en el Bazo así como el Frío, mediante la tonificación de este órgano. Los puntos a utilizar a tal efecto los veremos, también, en el apartado correspondiente al Bazo.

ELEMENTO TIERRA.

Los desequilibrios, tanto de Bazo como de Estómago, suelen aparecer, por regla general, por una alimentación incorrecta, por exceso de trabajo mental o por enfermedades crónicas. Todo eso influye en la función de transporte y transformación de estos órganos. Pero además, también se puede ver afectada la función de ascenso y de descenso por sobre-fatigas o por un ataque de Humedad externa.

Por todo ello, la buena función de estos órganos dependerá, en gran medida, de una alimentación sana y equilibrada.

Pasemos a ver los diferentes Síndromes que podemos encontrar.

SÍNDROMES DEL BAZO.

Como síntomas comunes a todos los Síndromes de Bazo, nos podemos encontrar con distensión abdominal, dolor abdominal, diarreas, heces pastosas, edema y hemorragias.

XU QI DE BAZO.

Este es el síndrome más frecuente que nos vamos a encontrar. Se puede deber a desequilibrios en la alimentación, a excesos intelectuales o a diarreas prolongadas. Todo ello produce una mala digestión de los alimentos y, como consecuencia, la disminución de sustancias nutritivas y, en definitiva, una deficiencia de Qi general.

Los principales síntomas que aparecen, además de los comunes, son los de cara mate, pálida o edematosa, lengua pálida (a veces con marcas dentarias en el borde), capa lingual blanca, flacidez de estómago (prolapsos), pulso débil y retrasado...

A nivel mental, está claro que el bazo es el órgano que nosotros relacionamos con el pensamiento y la creatividad y, paralelamente, la digestión de los alimentos, pues en el pensamiento y las ideas pasa lo mismo: si esta fase no está bien equilibrada, el sujeto no sabe digerir sus pensamientos y se vuelve poco creativo y obsesivo, ya que no sabe solucionar sus contratiempos más complicados o banales.

Formula secundaria:

Trataremos este Síndrome tonificando el Qi y fortaleciendo el Bazo. Para ello, tonificaremos sobre los puntos 20V, 21V, 4Ren, 36E, 3B y 6B, y regularemos sobre el 12Ren.

XU YANG DE BAZO.

Este es muy similar al anterior, pero aparecen síntomas de Frío. Puede aparecer por una evolución de Xu Qi, por una alimentación rica en crudos o alimentos fríos, medicamentos que debilitan el Yang o por Xu Yang de Riñón.

Además de los síntomas comunes, podremos observar la lengua pálida e hinchada, capa lingual blanca y húmeda, micción difícil y clara... Si hay ataque de Frío, se enfriarán los cuatro miembros, deseo de calor, pulso profundo, etc.

A nivel mental sería igual, pero además con cansancio.

Por ello muchas veces desesperamos con las personas que tienen esta fase afectada, nos damos cuenta de lo estúpido de sus pensamientos, les explicamos que no piensan de forma correcta. Parece que ellos lo entienden pero a la sesión siguiente siguen presentando el mismo pensamiento porque no han podido interiorizar las enseñanzas que les hemos querido trasmitir. Esto se debe a que la energía del bazo no puede digerir las nuevas informaciones; por ello muchos tratamientos psicológicos no culminan con éxito, pues los sujetos no pueden hacer las terapias adecuadamente.

Formula secundaria:

Tonificaremos el Bazo y calentaremos el Yang. Tonificaremos directamente sobre los puntos 20V, 25V, 12Re, 25E y 3B; tonificaremos y aplicaremos moxibustión en los puntos 4Re, 6Re y 36E.

Los siguientes síndromes del Bazo no son muy importantes con respecto al Shen, pero para no dejar este trabajo a medias los comento como curiosidad.

HUNDIMIENTO DE QI CENTRAL.

Viene como consecuencia de una Xu Qi de Bazo. Este pierde su función de ascenso al debilitarse y, por tanto, aparecen síntomas de Xu Qi y prolapsos viscerales. Este Síndrome se puede producir por sobrefatigas, por diarreas crónicas y muy prolongadas u, obviamente, por una evolución de Xu Qi de Bazo.

Los síntomas que aparecen, además de los comunes, pueden ser pesadez e hinchazón abdominal (sobre todo al acabar de comer), deseos de orinar constantes, prolapsos anales y uterinos, astenia, voz débil, vértigos, deslumbramiento, lengua pálida con capa blanca, pulso débil...

Formula secundaria:

Tonificar el Bazo y hacer ascender el Qi central. Tonificaremos sobre los puntos 21V, 12Re y 20Du y tonificaremos y moxaremos sobre el 20V, 6Re y 36E.

BAZO QUE NO CONTROLA LA XUE.

También proviene de una Xu Qi de Bazo. Al estar débil, el Bazo no controla la Xue, reteniéndola en los vasos, produciéndose, como consecuencia, diferentes tipologías hemorrágicas. Las causas de este problema pueden ser las mismas que las de una Xu Qi de Bazo.

Además de los comunes, puede haber otros síntomas como cara pálida y sin brillo, lengua pálida con capa blanca, hemorragias diversas, gingivorragia, hematuria, metrorragia, melena (heces negruzcas con sangre), astenia, disnea, pulso débil y fino, etcétera.

Formula secundaria:

Trataremos este Síndrome tonificando el Qi, fortaleciendo el Bazo y controlando la Xue. Para tal fin, tonificaremos sobre los puntos 21V, 6B y 6Re. También tonificaremos y aplicaremos Moxibustión sobre el 20V, 36E y 1B.

FRÍO-HUMEDAD EN EL BAZO.

Estos dos factores climáticos invaden el cuerpo, actuando sobre la función de transporte y transformación del Bazo. Esto se puede producir por la ingesta excesiva de alimentos fríos y crudos o por estar mucho tiempo expuesto a la humedad (lugares húmedos o con muchas lluvias).
Otros síntomas pueden ser cara amarilla oscura, orina oscura, lengua pálida e hinchada con capa blanca seborreica, náuseas, vómitos, pesadez de cabeza... Si el Frío y la Humedad se acumulan en el Vaso de la Concepción, el paciente notará, además, pesadez en los miembros, edema y oliguria.

Formula secundaria:

Trataremos de eliminar el Frío y la Humedad y calentaremos y tonificaremos el Bazo. Tonificaremos, pues, sobre el punto 20V, regularemos sobre el 6Re, 12Re, 3B y 36E y dispersaremos con el 9B, y el 13H.

CALOR-HUMEDAD EN EL BAZO.

También se trata de un Síndrome de plenitud, que viene originado, generalmente, por Humedad que, tras permanecer mucho tiempo en el Bazo y el Estómago, se transforma en Calor. También puede afectar el consumo excesivo de alimentos grasos, dulces, alcohol, productos lácteos..., o por un ataque directo de Calor-Humedad externo.

Los síntomas que aparecen, además de los comunes, son, principalmente, lengua roja con capa amarillenta y seborreica, orina oscura, ictericia, pesadez en los miembros, pulso blando y rápido...

Formula secundaria:

Dispersaremos el Calor y la Humedad fortaleciendo el Bazo. Dispersaremos sobre los puntos 5B, 9B, 13H, 12Re, 11IG, 9Du y 34VB. Regularemos sobre el 44E.

SÍNDROMES DEL ESTÓMAGO.

En los Síndromes de Estómago, apreciaremos síntomas como dolor estomacal, vómitos, eructos y regurgitaciones.

XU YIN DE ESTÓMAGO.

Consiste en una insuficiencia de Jin Ye en el Estómago que lesiona su propio Qi y, por consiguiente, su función de recepción y de descenso. Esto suele ocurrir en la fase tardía de enfermedades febriles, cuando hay vómitos y diarreas profusas, estancamiento de Qi que se transforma en Fuego consumiendo el Yin o por abuso de comidas picantes, alcohol...

Los síntomas que aparecen, además de los comunes, son, principalmente, lengua roja sin capa, hambre pero sin ganas de comer, sequedad en la boca y en la garganta, náuseas, pulso fino y rápido...

Formula secundaria:

Tonificaremos el Yin y nutriremos el Estómago. Para ello, tonificaremos sobre los puntos 21V, 12Re, 36E, 6B y 6R.

ACUMULACIÓN DE ALIMENTOS EN EL ESTÓMAGO.

Es la típica indigestión. Consiste en un bloqueo de todas las funciones estomacales, principalmente la de descenso. Suele ocurrir por una ingesta excesiva de alimentos o por desequilibrios alimenticios consecuencia de una debilidad de Bazo-Estómago.

Otros síntomas, amén de los comunes, serían plenitud, dolor y distensión epigástrica, regurgitación ácida, vómitos de alimentos, gases, heces pastosas y fétidas, capa lingual gruesa y seborreica, pulso deslizante, etc.

Formula secundaria:

Favoreceremos la digestión para que ésta fluya y armonice el Estómago. Por eso, dispersaremos usando los puntos 11Re, 12Re, 6MC, 4B y 21E y regularemos sobre el punto 36E.

FRÍO-VACÍO EN EL ESTÓMAGO.

Se debe a un vacío de Yang Qi del Estómago que, además, suele estar relacionado con una Xu Yang de Bazo. Este síndrome aparece, normalmente, por desequilibrios alimenticios, vómitos y diarreas prolongados o por debilidad del Bazo.

Además de los signos comunes, otros síntomas que se pueden apreciar son dolor sordo en el epigastrio, deseos de calor y de palpación, vómitos líquidos con alimentos no ingeridos, astenia física y mental, boca seca sin sed, enfriamiento de los cuatro miembros, lengua pálida con capa blanca, pulso vacío y débil, etc.

Formula secundaria:

Calentaremos el Yang y tonificaremos el Estómago. Para ello, tonificaremos sobre el punto 21V y tonificaremos, con ayuda de Moxibustión, sobre el 36E, 20V, 4Re y 12Re.

FRÍO-PLENITUD EN EL ESTÓMAGO.

Estamos ante una patología dolorosa aguda producida por una taque de Frío intenso que provoca, aparte de dolor, síntomas de Frío-plenitud.

Otros síntomas serían dolor agudo con sensación de frío, borborigmos, boca sosa y sin sed, lengua con capa blanca y húmeda, pulso tenso o profundo y apretado...

Formula secundaria:

Dispersaremos el Frío y calentaremos el centro. Por eso, dispersaremos usando los puntos 34E y 4B, dispersaremos, con ayuda de la moxibustión, sobre los puntos 12Re y 21E y tonificaremos, también con Moxibustión, sobre el 36E.

CALOR-PLENITUD EN EL ESTÓMAGO.

Se produce un exceso de Fuego en el Estómago que puede ascender a través del meridiano del mismo, afectando a las encías. Esto es producido por un exceso de alimentos picantes y calientes, por una emoción muy fuerte que se transforma en Fuego o por un ataque de Calor externo.

Además de los signos comunes, otros con los que nos podemos encontrar serían dolor en el epigastrio con sensación de quemazón, hambre excesiva (incluso bulimia), ganas de consumir bebidas frías, gingivorragias y úlceras en las encías, estreñimiento, orina escasa y oscura, lengua roja con capa amarilla, pulso deslizante y rápido, etcétera.

Formula secundaria:

Con el tratamiento, intentaremos dispersar el Calor y purificar el Estómago. Dispersaremos, pues, sobre los puntos 12Re, 40E, 44E y 45E y regularemos sobre 6MC y 2IG.

XU QI DE ESTÓMAGO.

Este Síndrome viene provocado por un bloqueo de Qi de Hígado que ataca al Qi de Estómago, provocando malas digestiones de origen nervioso. Aparte de que los factores emocionales agravan la situación, si hubiese un debilitamiento del elemento Tierra, la Madera, por dominancia, atacaría con más fuerza. Además, influyen las enfermedades crónicas, una alimentación irregular, incluso una Xu Yang de Riñón, etc.

Otros signos, además de los comunes, serían dispepsias, pérdida del apetito, dolores relacionados con los cambios climáticos y otros síntomas típicos de un bloqueo de Qi de Hígado (los cuales se verán en su momento).

Con el tratamiento, intentaremos desbloquear el estancamiento de Qi de Hígado tal y como se verá en el apartado correspondiente.

PULMONES E INTESTINO GRUESO

Los desequilibrios, tanto de Pulmones como de Intestino Grueso, suelen tener su origen en un ataque de los seis factores climáticos perversos (que alteran la función de descenso y difusión). Por ello, en estos síndromes las alteraciones del Shen no son muy visibles, quitando la Xu Qi. Por lo general, los trastornos de otros órganos que repercutirían sobre el elemento Metal, por sobrefatigas o por enfermedades crónicas que debilitan a los Pulmones.

SÍNDROMES DE LOS PULMONES.

Como síntomas comunes a todos los síndromes de Pulmones, nos podemos encontrar con tos, disnea, opresión y dolor torácicos, expectoración, hemoptisis, estreñimiento y diarreas.

Pensamientos pesimistas, acordémonos que no son lo mismo que los pensamientos no optimistas, neuroticismo, son sujetos muy emotivos, a la mínima lloran, por estímulos muy leves.

XU QI DE PULMONES.

Este síndrome indica un debilitamiento de la función pulmonar caracterizado por un reflujo del Qi de Pulmón, pérdida de la función de descenso y difusión y decrimento de las defensas orgánicas (Wei Qi debilitado).

Su Shen es muy sensible a las críticas, suelen carecer de recursos, no pueden empatizar.

Además de los síntomas comunes, quien padece este Síndrome es propenso a los resfriados, presenta la voz débil, sin ganas de hablar, astenia física y mental, temor al viento, sudoración espontánea, cara y lengua pálidas, capa lingual blanca, pulso vacío...

Formula secundaria:

Para tratarlo, tonificaremos el Qi de Pulmón, actuando sobre los puntos 13V, 20V y 9P; equilibraremos sobre 17Re y 7P; y tonificaremos y moxaremos sobre el 36E.

XU YIN DE PULMONES.

Este síndrome puede ser la evolución de una Xu prolongada de Qi de Pulmón. Presenta déficit de Jin Ye de Pulmón y un cuadro de Xu Yin general. Aparece por enfermedades crónicas con tos y asma crónicas (agotan el líquido Yin pulmonar), por una enfermedad febril prolongada o por la presencia de Sequedad y Calor en los Pulmones que agotan el Yin.

Además de los síntomas comunes, aparecen otros como tos seca, sequedad de garganta, adelgazamiento, fiebre vespertina, calor en los cinco huecos, voz ronca, pómulos rojos, insomnio, lengua roja sin capa, pulso fino y rápido...etc.

Formula secundaria:

Como tratamiento, tonificaremos los Pulmones y nutriremos el Yin. Para tal fin, tonificaremos sobre los puntos 13V, 43V, 9P, 6R, 7R, 36E y 6B y dispersaremos el Calor de los Pulmones sobre el 10P.

INVASIÓN DE VIENTO-FRÍO EN LOS PULMONES.

Este síndrome de Exterior consiste en un ataque de Viento y Frío perversos contra los Pulmones que debilitan sus funciones de distribución y difusión y de descenso y purificación.

Otros síntomas con los que nos podemos encontrar, serían temor al frío, fiebre ligera, prurito en la garganta, flema fluida y blanca, nariz tapada, rinorrea, el paciente no suda, lengua con capa blanca, pulso superficial y apretado, etc.

Formula secundaria:

El principio terapéutico consistirá en dispersar el Viento y el Frío y liberar la superficie corporal. Para ello, dispersaremos sobre los puntos 12V, 7P y 20IG, tonificaremos sobre 36E y regularemos sobre 13V y 4IG.

FRÍO QUE SE APOSENTA EN LOS PULMONES.

Este síndrome indica un ataque directo de Frío al interior del cuerpo, concretamente sobre los Pulmones que, al ser invadidos por esta energía perversa, pierden su capacidad de descenso y de calentamiento.

Amén de los síntomas comunes, nos podemos encontrar con otros como tos muy brusca, escalofríos, enfriamiento de los cuatro miembros, flema blanca y clara, lengua pálida con capa blanca, pulso lento...

Formula secundaria:

Dispersaremos el Frío y calmaremos la tos. Para dispersar, actuaremos sobre los puntos 7P, 17Re y 22Re, regularemos sobre 4IG, regularemos, acompañando con moxibustión, sobre 13V y 14Du y tonificaremos, también con moxa, sobre 36E.

ACUMULACIÓN DE TAN-YIN EN LOS PULMONES.

Se caracteriza por una aumulación de Humedad en los Pulmones, provocando que estos no puedan realizar sus funciones de distribución y de descenso. Aparece por una tos crónica, por una Xu de Bazo que, al no realizar correctamente su función de transporte y transformación, provoca que los líquidos se transformen en Tan e invadan los Pulmones o, también puede aparecer, como consecuencia de una invasión de Frío en los Pulmones.

Además de los signos comunes, observaremos una lengua pálida con capa seborreica blanquinosa y pulso deslizante.

Formula secundaria:

Disolveremos el Tan, eliminando la Humedad y calmando la tos. Para eso, dispersaremos sobre los puntos 12Re, 17Re, 22Re, 27R, 40E y 7P. Tonificaremos en 36E y regularemos sobre 13V.

INVASIÓN DE VIENTO-CALOR EN LOS PULMONES.

Este síndrome es muy parecido al de invasión de Viento-Frío, solo que el Frío se une al Calor para atacar al organismo. Sería un Síndrome de Calor-Externo.

Aparte de los síntomas comunes, nos podemos encontrar con ligero temor al Frío, fiebre, dolor de garganta, sed, nariz tapada con mucosidad amarilla, cefaleas, lengua con la punta roja, capa lingual amarilla y fina, pulso superficial y rápido...

Formula secundaria:

Dispersaremos el Viento, eliminaremos el Calor, liberaremos la superficie y calmaremos la tos. Para todo ello, dispersaremos sobre los puntos 20VB, 13Du, 14Du, 12V, 4IG, 11IG, 7P y 11P.

CALOR EN LOS PULMONES.

Corresponde a un cuadro de Calor-Shi interno. Puede ser consecuencia de un ataque de Calor-Viento o de Viento-Frío que se transforma en Calor. Al penetrar en el organismo estas energías perversas, se alteran las funciones pulmonares.

Además de los síntomas comunes, pueden aparecer otros tantos como fiebre alta, aleteo nasal, epistaxis, orina oscura y escasa, sed, agitación del Shen, lengua roja con capa amarilla y pulso deslizante y rápido.

Formula secundaria:

Para purificar los Pulmones, debemos de dispersar el Calor y disolver el Tan que se haya formado. Actuaremos, pues, sobre los puntos 1P, 5P, 6P, 10P, 14Du, 40E, 4IG y 11IG.

SEQUEDAD QUE INVADE LOS PULMONES.

Suele darse en las épocas secas o de escasas lluvias. Puede aparecer, a parte de por un ataque directo de Sequedad, por una invasión de Viento-Calor que provoca una Xu Yin de Pulmón. Al consumirse los Jin Ye pulmonares, aparecerá deshidratación.

Otros síntomas que aparecen son temor al Frío, fiebre, lengua roja con capa blanca o amarillenta, pulso rápido...

Formula secundaria:

Eliminaremos la Sequedad y humidificaremos los Pulmones. Tonificaremos sobre 6R, 6B, 36E y 13V, dispersaremos sobre los puntos 7P y 8P y regularemos sobre 4IG y 22Re.

SÍNDROMES DEL INTESTINO GRUESO.

Veamos, a continuación, los Síndromes más comunes que pueden afectar al órgano Fu del elemento Metal.

CALOR-HUMEDAD EN EL INTESTINO GRUESO.

Estas dos energías perversas atacan al Intestino Grueso alterando su función de evacuación y aumentando la frecuencia de las heces. Esto se puede dar por una mala alimentación o por un ataque directo de Calor canicular y de Humedad en épocas calurosas.

Los síntomas con los que nos podemos encontrar son, principalmente, dolor abdominal, mucosidad y sangre en las heces, ardor y tenesmo anal, orina escasa y oscura, sed, fiebre, lengua roja con capa amarilla seborreica, pulso deslizante y rápido o blando y rápido...

Formula secundaria:

La actuación terapéutica pasará por eliminar el Calor y la Humedad, purificar el Intestino Grueso y regular la diarrea. Por tanto, dispersaremos sobre los puntos 25E, 37E, 39E, 40E, 9B y 1Du. Además, regularemos sobre el 2IG.

XU JIN YE EN EL INTESTINO GRUESO.

Este se caracteriza por un agotamiento del líquido orgánico (Jin Ye) en el Intestino Grueso. Suele aparecer en la vejez, en el periodo post-parto y en fases tardías de procesos febriles..

Otros síntomas con los que nos podemos encontrar son sequedad en la boca y en la garganta, halitosis, vértigo, heces duras y secas, lengua roja con poca capa, pulso fino y rasposo, etcétera.

Formula secundaria:

Con la Acupuntura, intentaremos producir líquidos y regular el Intestino Grueso. Para eso, tonificaremos sobre los puntos 20V, 25V, 6R y 36E. Regularemos sobre 25E, 2Sj y 6Sj.

HUNDIMIENTO DEL INTESTINO GRUESO.

En este caso, se observa una Xu Yang Qi del Intestino Grueso que provoca que éste pierda su capacidad de controlar y de retener; aparece, pues, diarrea crónica. Este problema puede repercutir sobre el Yang de Bazo y el de Riñón.

Nos podemos encontrar con otros síntomas tales como incontinencia fecal, prolapso anal, deseos de calor y de palpación, dolor abdominal sordo, enfriamiento, lengua pálida con capa blanca y húmeda, pulso profundo y débil...etc.

Formula secundaria:

Tonificaremos y calentaremos el Yang, fortaleciendo el Intestino Grueso y regulando la diarrea. Para tal fin, tonificaremos sobre los puntos 20Du y 23V. Aplicaremos Moxibustión para tonificar sobre los puntos 25E y 20V, y solo aplicaremos moxa sobre 4Re y 8Re.

RIÑONES VEJIGA.

Pueden darse numerosas causas por las cuales los Riñones y la Vejiga sufren desequilibrios. Hablamos de una posible debilidad constitucional hereditaria, enfermedades crónicas, trastornos de otros órganos, etc.

Es lógico pensar que, si en esta fase se encuentra la base de la inteligencia, todo lo que afecte a esta fase mermará la base estructural del Shen.

SÍNDROMES DE LOS RIÑONES.

Son la base estructural del Shen. Todas las enfermedades que afecten esta fase, perjudicarán la base del buen funcionamiento, sobre todo estructural.

Cuando nos encontremos ante un síndrome renal, observaremos síntomas del orden de dolor y debilidad lumbar, acúfenos, sordera, caída del cabello, aparición precoz de canas, debilidad y caída de los dientes, impotencia, esterilidad, edema, alteración tanto en la micción como en la defecación, hipomenorrea, amenorrea...

XU YANG DE RIÑÓN.

Lo podemos encontrar también como "Xu de Fuego del Riñón" o "desbordamiento de Agua por Xu de Riñón" y consiste en una debilidad del Yang de Riñón que pierde sus funciones de calentamiento y de transformación de Energía, provocando un "bajón" general a nivel orgánico con síntomas de Frío-Xu. Las causas pueden ir desde una Xu Yang constitucional, vejez, enfermedades crónicas, hasta un abuso de actividad sexual.

La Xu Yan de Riñón la asociaremos con disminución de la actividad cognitiva, es decir, bajo rendiminto del Shen cognitivo por falta de funcionabilidad. Esto no es lo mismo que la Xu Yin renal, en la que tambien habrá baja funcionabilidad pero por problemas en la estructura.

Aparte de los síntomas comunes, nos podemos encontrar con otros como temor al frío, enfriamiento de los miembros, apatía, fatiga, vértigos, diarreas crónicas o de madrugada con alimentos no ingeridos, palpitaciones, tos, disnea, orina clara, cara pálida u oscura, lengua pálida e hinchada con capa blanca, pulso profundo y débil...

Formula secundaria:

Tonificaremos los Riñones y calentaremos el Yang. Para ello, tonificaremos, con ayuda de la Moxibustión, sobre los puntos 23V, 4Du, 4Re, 6Re y 36E y tonificaremos, sin moxa, en el punto 7R.

XU YIN DE RIÑÓN.

Al formar parte el Jing del Yin de Riñón, ambos se ven alterados, concretamente en Xu. Podremos ver una Xu Yin renal con Xu-Calor y una malnutrición medular y ósea. Este problema puede ser causado por los mismos motivos que en la Xu Yang de Riñón (como acabamos de ver en el apartado anterior).

Amén de los síntomas comunes, aparecen otros como debilidad de las rodillas, vértigos, pérdida de memoria, insomnio con sueños abundantes, polución nocturna, eyaculación precoz, hemorragia uterina, adelgazamiento, sudoración nocturna, sofocaciones, calor en los cinco huecos, sequedad de garganta, pómulos rojos, orina oscura, heces secas, lengua roja con poca capa o sin ella, pulso fino y rápido, etc.

Formula secundaria:

Tonificaremos los Riñones y nutriremos el Yin. Tonificaremos sobre los puntos 23V, 43V, 3R, 6R, 10R y 6B.

XU JING DE RIÑÓN.

Este Síndrome produce una Xu del "Mar de la Médula" (Cerebro), una malnutrición visceral, retraso en el crecimiento, envejecimiento precoz y una disminución en la función reproductora. Las causas de este Síndrome suelen ser, aparte de una debilidad constitucional o una enfermedad grave o crónica, carencias nutritivas o sobrefatigas.

En esta parte entrarían todas las enfermedades congénitas y degenerativas de la vejez encuanto al funcionamiento cerebral.

A parte de los síntomas comunes y de los que se han enumerado en el párrafo anterior, podemos observar en el paciente un retraso óseo, retraso intelectual, amnesia, debilidad en las rodillas, lengua roja y sin capa, pulso profundo y débil...

Formula secundaria:

Para tonificar los Riñones y nutrir el Jing, tonificaremos sobre los puntos 15V, 23V, 39VB, 20Du, 3R, 6B, 4Re, 36E.

XU QI DE RIÑÓN.

Aquí observamos una Xu de Qi o "Riñón no firme" que hace que los Riñones pierdan su capacidad de conservar el Jing y de controlar la orina. Todo ello se puede dar como consecuencia de la vejez, de un deficiente crecimiento del Qi renal durante la infancia, por insuficiencia congénita del Qi de Riñón, por sobrefatigas o por enfermedades crónicas que debilitan el Qi renal.

Además de los síntomas comunes, otros que pueden aparecer son orinas frecuentes y claras, goteo post-miccional, enuresis, incontinencia, poliuria nocturna, astenia mental, pérdida en la agudeza auditiva, eyaculación precoz, espermatorrea, leucorrea clara y fluida, riesgo de aborto espontáneo, cara y lengua pálidas, capa lingual blanca, etc.

Formula secundaria:

Deberemos de fortalecer los Riñones y tonificar el Qi. Tonificaremos sobre los puntos 4Du, 3Re, 3R, 36E, 5B y 54V. Además, junto a la acción de tonificación, aplicaremos moxibustión en 23V y 4Re.

RIÑÓN QUE NO RECIBE EL QI.

Este Síndrome indica Xu Qi renal que no ayuda a los Pulmones a controlar el Qi y la respiración. Al no quedar fijo, el Qi flota y produce disnea, asma... Esto puede ocurrir cuando hay una tos crónica que debilita el Qi renal o por sobrefatigas que lo lesionan.

A parte de los síntomas comunes, podemos encontrarnos con tos, asma, disnea al menor esfuerzo, dificultad al respirar, voz débil, sudoración espontánea, astenia mental, lengua pálida con capa blanca, pulso profundo y débil...

Formula secundaria:

Fortaleceremos los Riñones y tonificaremos el Qi. Tonificaremos, pues, sobre los puntos 13V, 23V, 4Re, 6Re, 36E, 3R, 7R, 7P y 9P.

SÍNDROMES DE LA VEJIGA.

Básicamente nos podemos encontrar con un Síndrome común que altera el buen funcionamiento del órgano Fu del elemento Agua:

CALOR-HUMEDAD EN LA VEJIGA.

Como su nombre indica, consiste en una acumulación de Calor-Humedad en la Vejiga que provoca una alteración en la función de transformación de Qi de este órgano, quedando perturbada, principalmente, la función urinaria. Aparte de por el propio ataque de esas dos energías perversas, este Síndrome puede aparecer como consecuencia de desequilibrios alimenticios que acumulan Calor-Humedad internos que, a su vez, se transmiten al Sanjiao inferior.

Otros síntomas, al margen de los comunes, pueden ser orinas oscuras y escasas, quemazón en la uretra, distensión del bajo vientre, fiebre, lumbalgia, hematuria, arenilla en la orina, lengua roja con capa amarillenta y seborreica, pulso deslizante y rápido, etcétera.

Formula secundaria:

Con la terapia intentaremos dispersar el Calor-Humedad y restableceremos la función de transformación de Qi (Hua) de la Vejiga. Dispersaremos sobre los puntos 22V, 28V, 39V, 6B, 9B, 3Re y 2H. Regularemos sobre el punto 2R.

HÍGADO Y VESÍCULA BILIAR.

Tanto el Hígado como la Vesícula Biliar suelen ver alteradas sus funciones debido, principalmente a un ataque de las energías perversas externas, a lesiones de los siete factores emocionales o a trastornos de otros órganos (Riñones y Bazo, normalmente).

SÍNDROMES DEL HÍGADO.

Los síntomas comunes que nos podemos encontrar en los Síndromes de Hígado son dolor e hinchazón torácico e hipocondrial (a veces, ese dolor no es fijo, sino errático), ansiedad, irritabilidad, vértigo, dolor y sensación de hinchazón en la cabeza, temblores, trastornos oculares, menstruaciones irregulares, dolores genitales...

ESTANCAMIENTO DE QI DE HÍGADO.

Es el Síndrome más frecuente con el que nos encontraremos. Se produce por alteraciones a nivel emocional (frustración, cólera, agresividad acumulada...). Estas alteraciones se ven agravadas dependiendo del estado emocional del paciente.

Es el órgano que más poder de somatización posee.

Otros síntomas, además de los comunes, serían depresión, impaciencia, infelicidad, nerviosismo, susceptibilidad, suspiros, sensación de cuerpo extraño en la garganta, quistes mamarios o bocio, amenorrea, lengua ligeramente roja con capa fina y blanca, pulso tenso...

Formula secundaria:

Procuraremos drenar el Hígado y hacer circular el Qi. Dispersaremos sobre los puntos 3H, 14H, 34VB y 40E. Regularemos en 6MC, 6Re y 17Re.

SHI DE FUEGO EN EL HÍGADO.

Esta acumulación de Fuego hepático suele ser resultado de un prolongado estado de estancamiento de Qi. También se puede producir por un abuso en el consumo de alcohol, tabaco, alimentos picantes y ricos en grasas o por un ataque de Calor-Humedad externo.

Amén de los síntomas comunes, otros con los que nos podemos encontrar son ataques fáciles de cólera, insomnio, pesadillas, boca amarga, sed, acúfenos, sordera, otros problemas de oído, estreñimiento, orina oscura y escasa, cara roja, ojos congestionados, lengua roja con capa amarilla, pulso tenso y rápido, etcétera.

Formula secundaria:

Tendremos que dispersar el Fuego y drenar el Hígado. Para tal fin dispersaremos sobre los puntos 2H, 3H, 20VB, 38VB, 6MC y 7C. Sangraríamos sobre el punto extraordinario Tai Yang.

XU XUE DE HÍGADO.

Sabemos que el Hígado almacena y regula el volumen de Xue. Si hay Xu Xue entonces habrá una desnutrición a nivel de tendones, ojos, uñas, etc. Esto puede ocurrir por una debilidad del binomio Bazo-Estómago (que no producen suficiente Xue), por una Xu Jing renal, hemorragias fuertes, enfermedades crónicas que agotan la Xue hepática...

Otros síntomas, además de los comunes, serían mareos, insomnio, entumecimiento, hormigueos, rigidez articular, espasmos musculares, calambres, cara pálida, uñas frágiles, lengua pálida con capa blanca, pulso fino, etcétera.

Formula secundaria:

Nutriremos y tonificaremos la Xue del Hígado sobre los puntos 17V, 18V, 3H, 8H, 36E y 6B.

XU YIN DE HÍGADO.

Este Síndrome indica una Xu de Calor por Xu de Jin Ye que no hidratan ni los órganos ni los tejidos. A parte de afectar al propio Hígado, se observan también síntomas generales de Xu Yin en todo el cuerpo. Este trastorno puede ser el resultado de un estado prolongado de Shi Fuego que consume el Yin, de un proceso febril muy avanzado, o por una Xu Yin renal (que no nutre el Yin hepático).

Además de los comunes, podemos observar otros síntomas tales como deslumbramiento, sofocaciones, calor en los cinco huecos, sudores nocturnos, sequedad en la boca y en la garganta, lengua roja sin capa, pulso fino, tenso y rápido...

Formula secundaria:

Como principio terapéutico, tonificaremos y nutriremos el Yin de Hígado. Para ello, actuaremos sobre los puntos 18V, 23V, 3H, 6R, 7R y 6B.

SHI YANG DE HÍGADO.

Nos encontramos ante un síndrome algo controvertido, ya que observamos Xu y Shi al unísono: Shi Yang que se origina por Xu Yin que no controla ni inhibe al primero, el cual se descontrola y tiende a ascender. Se puede dar por una Xu Yin renal o por trastornos emocionales que bloquean el Qi hepático que, a su vez, se transforma en Fuego que consume el Yin.

El paciente, al margen de los síntomas comunes, presentará otros como cólera con gritos, impaciencia, susceptibilidad, insomnio, sueños abundantes, palpitaciones, pérdida de memoria, lumbalgias y dolor en las rodillas, cara roja con ojos congestionados, lengua roja con poca capa, pulso tenso y fuerte, o tenso, fino y rápido, etc.

Formula secundaria:

Tonificaremos el Yin de Hígado e inhibiremos el Yang. Tonificaremos sobre 23V, 3R, 7R y 6B. Dispersaremos sobre 20VB, 3H, 6MC y 7C. Regularemos sobre 18V. Sangraremos, como en el caso de Shi de Fuego, sobre el punto extraordinario Tai Yang.

VIENTO POR SHI YANG DE HÍGADO.

Viene cuando se agrava el Síndrome de Shi Yang que acaba transformándose en Viento. Hay un desequilibrio extremo entre el Yin y el Yang y, por consiguiente, las manifestaciones clínicas son muy críticas. La principal causa es una alteración emocional (cólera permanente, frustarción, resentimiento....).

Otros síntomas, aparte de los comunes, serían rigidez en la nuca, pérdida de equilibrio, temblores en los miembros, dificultad al hablar, entu-

mecimiento en manos y pies, inestabilidad al caminar, pérdida de conocimiento, hemiplejia, parálisis facial, lengua roja con capa amarilla y seborreica, pulso tenso y fuerte...

Formula secundaria:

El tratamiento aquí es más complejo y, en un primer lugar, hay que
reanimar si hay pérdida de consciencia y seguidamente, ha de actuar la
Medicina occidental con urgencia. A nivel de Medicina Tradicional China,
el tratamiento con Acupuntura consistiría en drenar el Hígado, inhibir el
Yang y calmar el Viento. Dispersaremos, pues, sobre los puntos 20VB,
16Du, 26Du, 2H, 3H, 34VB y sobre los puntos Jing Shi Xuan. Si hay
que rehabilitar la movilidad de los miembros, tonificaremos sobre 30E,
32E, 36E, 41E, 30VB, 4IG y 15IG.

VIENTO POR CALOR EXTREMO EN EL HÍGADO.

Este Síndrome aparece en las enfermedades febriles agudas. El Calor
externo penetra en la capa de la Xue provocando Viento interno hepático. El Calor consume rápidamente los Jin Ye y, como ya sabemos, no
nutren los tendones, meridianos, músculos, etcétera.

Además de los síntomas ya conocidos, se pueden dar otros como fiebre alta, delirio, en casos extremos coma, agitación mental, convulsiones,
rigidez en la nuca, opistótonos, revulsión ocular, lengua roja oscura,
pulso tenso y rápido...

Formula secundaria:

Dispersaremos el Calor, drenaremos el Hígado y calmaremos el Viento.
Con la Acupuntura dispersaremos sobre los puntos 14Du, 26Du, 4IG,
11IG, 2H, 9MC y 11P.

VIENTO POR XU YIN DE HÍGADO.

Nos encontramos ante una Xu Yin importante que viene acompañada
de una Xu Jin Ye que no nutre ni a músculos ni a tendones. Las causas

añadidas pueden ser el agotamiento de Yin Jin Ye durante un proceso febril muy avanzado o por un agotamiento de Yin en una enfermedad crónica.

Otros síntomas, aparte de los comunes y de los afines al Xu Yin de Hígado, serían tics musculares, movimientos involuntarios de manos y pies y vértigo.

Formula secundaria:

El tratamiento será el mismo que llevaremos a cabo ante una Xu Yin de Hígado (ver apartado correspondiente).

VIENTO POR XU XUE DE HÍGADO.

Este Síndrome es el resultado de un agravio de Xu Xue hepática que, al no poder nutrir ni tendones ni músculos, provoca un Viento interno. Esto se da cuando hay una enfermedad crónica, hemorragias importantes o una producción insuficiente de Qi y de Xue.

Además de los comunes y de los observables en una Xu Xue de Hígado, otros síntomas son vértigo, entumecimiento, hormigueo en los miembros, tics , calambres musculares...etc.

Formula secundaria:

Como principio terapéutico actuaremos de la misma manera que lo haríamos ante una Xu Xue de Hígado (ver apartado correspondiente).

OBSTRUCCIÓN DEL MERIDIANO DEL HÍGADO POR EL FRÍO.

Un ataque de Frío perverso externo ataca al meridiano Jue Yin, provocando que la circulación del Qi y de la Xue se congele y se entorpezca. Este meridiano, al rodear a los órganos genitales, afectará, debido a su disfunción, a dichos órganos.

Aparte de los síntomas comunes, otros observables serán sensación de pesadez y dolor en el bajo vientre, dolor y distensión en los testículos, contracción del escroto, dolor que se alivia con calor y que se agrava con el frío, lengua pálida y húmeda con capa blanquecina, pulso profundo, tenso o lento, etcétera.

Formula secundaria:

Dispersaremos el Frío, desobstruiremos el Jue Yin y calmaremos el dolor. Para ello, dispersaremos sobre 1H, 3H, 5H, 2Re y 3Re. Además, tonificaremos junto con Moxibustión, en los puntos 4Re y 36E.

SÍNDROMES DE LA VESÍCULA BILIAR.

En cuanto a los síntomas que podemos observar en los Síndromes de Vesícula Biliar, destacaremos boca amarga, ictericia, espasmos e insomnio.

BLOQUEO DE QI DE LA VESÍCULA BILIAR CON TAN-CALOR.

Aquí tenemos un problema que afecta a la función de drenaje y de evacuación de la Vesícula Biliar. El bloqueo de Qi y el Calor interno acaban provocando Tan. Se debe todo a un problema emocional.

Amén de los síntomas comunes, el paciente mostrará signos como ansiedad con agitación mental, sobresaltos durante el sueño, náuseas, opresión torácica, distensión en el hipocondrio, vértigo, acúfenos, lengua con capa amarilla y seborreica, pulso tenso y deslizante...

Formula secundaria:

Deberemos de eliminar el Tan y el Calor, relajar la Vesícula Biliar y al Corazón (por alteración emocional). Dispersaremos sobre los puntos 24VB, 41VB, 40E, 7C y 2Sj. Además, regularemos en 19V y 34VB.

SÍNDROMES COMUNES A AMBOS.

Nos podemos encontrar con algún Síndrome que afecte, directamente, tanto al Hígado como a la Vesícula Biliar. Es, concretamente, el caso que vamos a ver a continuación.

CALOR-HUMEDAD EN EL HÍGADO Y EN LA VESÍCULA BILIAR.

Este Síndrome se caracteriza por un ataque de Calor y de Humedad que se acumulan en el Hígado y en la Vesícula Biliar, alterando la función de drenaje y de evacuación y, por consiguiente, la libre circulación del Qi. Esta alteración, además de por el propio ataque de Calor y de Humedad externos, se puede deber a Calor-Humedad producidos por el abuso de alcohol y de alimentos grasos o por Humedad originada por Xu Bazo-Estómago que se transforma en Calor.

Los síntomas con los que nos podemos encontrar, aparte de los comunes, son distensión abdominal, anorexia, náuseas, sensación de fiebre, hinchazón y dolor en los testículos, prurito en el escroto, leucorrea amarilla y nauseabunda, prurito vaginal, lengua roja con capa amarilla seborreica, pulso tenso y rápido...

Formula secundaria:

Eliminaremos el Calor y la Humedad y drenaremos el Hígado y la Vesícula Biliar. Para tal fin, dispersaremos sobre los puntos 18V, 19V, 2H, 14H, 24VB, 34VB, 36VB, 6B, 9B y 9Du.

Sabemos que, en la Medicina Tradicional China, todos los órganos y vísceras forman un conjunto que mantiene al organismo en su correcto funcionamiento y que si alguno de ellos falla la repercusión sobre otro u otros es inminente.

Recordemos que, a nivel patológico, las vías de transmisión de un órgano a otro son mediante la relación Biao-Li (órgano-víscera) o por mediación de los ciclos Zhen y Ko de los Cinco Elementos.

Veamos, pues, los Síndromes comunes más típicos con los que nos podemos encontrar en la consulta.

RUPTURA ENTRE CORAZÓN Y RIÑONES.

En este Síndrome se dan, a la vez, una Xu Yin renal, que debilita el Yin de Corazón, produciendo un Shi de Fuego en el mismo y perturbando el Shen. "El Agua no asciende para calmar y refrescar al Fuego" y se produce un desequilibrio Yin-Yang. Esto ocurre cuando hay enfermedades crónicas o sobrefatigas que debilitan el Yin de Riñón, por lesión en los siete factores emocionales o por enfermedades de origen externo que provocan Shi de Fuego de Corazón.

Los síntomas que se pueden observar son insomnio, ansiedad, agitación mental, palpitaciones, vértigos, acúfenos, pérdida de memoria, lumbalgias, espermatorrea, calor en los cinco huecos, nerviosismo, sequedad de boca y de garganta, lengua roja y seca con poca capa, pulso fino y rápido...

Formula secundaria:

Habrá que nutrir el Yin renal, eliminar el Fuego de Corazón y calmar el Shen. Para eso, tonificaremos sobre 15V, 23V, 3R, 6R, 6B, 7C, 6MC y sobre los puntos extraordinarios Tai Yang y Yin Tang.

XU CONCOMITANTE DEL CORAZÓN Y EL BAZO.

Aquí aparecen combinados una Xu Xue de Corazón y una Xu Qi de Bazo. Al no haber armonía en la coordinación Corazón-Bazo, la producción de Xue y Qi, así como su circulación, son defectuosas. Este Síndrome aparece por exceso de reflexión, enfermedades crónicas, sobrefatigas, mala alimentación o por hemorragias crónicas.

Podemos observar en el paciente palpitaciones, insomnio, sueños abundantes, anorexia, hinchazón abdominal, vértigos, pérdida de memoria, astenia física y mental, hematomas subcutáneos, hipomenorrea, menstruación de color pálido, heces pastosas, cara mate y pálida, lengua pálida, pulso fino y débil, etc.

Formula secundaria:

Fortaleceremos el Bazo y el Corazón y nutriremos el Qi y la Xue. Para tal fin, tonificaremos sobre los puntos 15V, 20V, 36E, 3B, 6B y 7C.

XU XUE DE CORAZÓN-HÍGADO.

Nos encontramos con un Síndrome caracterizado por una Xu Xue de Corazón y de Hígado, lo cual provoca una mala nutrición a nivel de ojos, uñas, tendones... Las causas pueden ser varias, desde una exceso de reflexión, hemorragias crónicas, enfermedades crónicas que lesionan la Xue, hasta una producción insuficiente de Xue por debilidad de Bazo y Estómago.

Los síntomas que se dan pueden ser insomnio, abundancia de sueños, ansiedad, palpitaciones, vértigos, acúfenos, pérdida de memoria, sequedad en los ojos, vista borrosa, uñas quebradizas, entumecimiento y hormigueo en los cuatro miembros, temblores y convulsiones, hipomenorrea, amenorrea, cara pálida y sin brillo, lengua pálida con capa blanca fina, pulso fino y débil...

Formula secundaria:

Como principio terapéutico, tonificaremos la Xue del Hígado y del Corazón. Tonificaremos sobre 15V, 17V, 18V, 36E, 6B, 3H y 7C. Regularemos, además, en el punto 6MC.

XU YANG DE CORAZÓN Y RIÑONES.

Aquí se juntan una Xu Yang de Corazón (que no permite la buena circulación de la Xue) con una Xu Yang renal (que produce una acumulación de agua). El Yang de ambos órganos colaboran en el calentamiento del resto de órganos y vísceras y favorecen la circulación de la Xue y la tansformación del Qi, por tanto, si dicho Yang se altera, el conjunto de las funciones orgánicas se verá también alterado. Esto ocurre cuando existe una enfermedad crónica, sobrefatigas importantes o lesiones internas por agotamiento.

Los síntomas más comunes son laxitud mental, somnolencia, tronco y miembros fríos, temor al frío, oliguria, edema (sobre todo en los miembros inferiores), labios y uñas cianóticas, palpitaciones, lengua pálida cianótica con capa blanca y húmeda, pulso profundo, tenue y fino...etc.

Formula secundaria:

Deberemos de fortalecer el Corazón y los Riñones, calentar y tonificar el Yang. Tonificaremos sobre 3R y 5C y, de igual manera, pero añadiendo moxibustión, sobre los puntos 15V, 23V, 4Du, 4Re, y 36E.

XU QI DE CORAZÓN Y PULMONES.

Nos encontramos ante un Síndrome caracterizado por una alteración del Zong Qi debido a una Xu Qi de Pulmón que repercute sobre el Corazón. Esto es consecuencia de tos y asma crónicos, vejez, debilidad física constitucional o por sobrefatigas.

Encontramos síntomas como palpitaciones, tos, asma, disnea, opresión torácica (que se agrava con el esfuerzo), voz débil, flema clara y fluida, vértigos, cara pálida, lengua pálida con capa blanca, pulso profundo, débil e irregular...

Formula secundaria:

En este caso, hay que tonificar el Qi del Corazón y el de los Pulmones. Tonificaremos sobre los puntos 13V, 15V, 9P, 17Re y 36E. Regularemos en 6MC.

XU QI DE BAZO Y PULMONES.

Tanto el Bazo como los Pulmones son los responsables directos de la formación de Qi. En este Síndrome, a parte de Xu Qi de ambos órganos, se observa acumulación de Tan por alteración de la función de distribución y transporte de Bazo y Pulmones. Las causas hay que buscarlas en una debilidad de Qi de Pulmón por tos asmática crónica o por una debilidad de Qi de Bazo debido a una mala alimentación o por sobrefatigas.

Los síntomas que se pueden observar son tos crónica, disnea, flema blanca, fluida y abundante, voz débil, anorexia, hinchazón abdominal, astenia, lasitud, edema, cara pálida, heces pastosas, lengua pálida con capa blanca, pulso fino y débil, etc.

Formula secundaria:

Simplemente tonificaremos el Qi de Bazo y el de los Pulmones, y lo haremos en los puntos 13V, 20V, 7P, 9P, 36E, 6Re y 3B.

XU YANG DE BAZO Y RIÑONES.

Estamos ante un estado avanzado de Xu Yang de Bazo. Si a esto le añadimos una Xu de Fuego de Ming Men, aparecerán trastornos en la asimilación de alimentos, en el metabolismo de los líquidos y en la regulación de la temperatura corporal. Esto se debe a enfermedades crónicas, diarreas prolongadas o por un ataque persistente de energía externa perversa como Frío o Humedad.

Observaremos síntomas del orden de diarreas líquidas o con alimentos no digeridos, incontinencia fecal, diarreas de madrugada, dolor y sensación de frío en el abdomen, lumbalgias, dolor en las rodillas, retención e incontinencia urinaria, edema en la cara y en los miembros, ascitis (en caso grave), cara pálida, lengua pálida e hinchada con capa blanca y húmeda, pulso profundo y fino...

Formula secundaria:

Buscaremos tonificar y calentar el Yang del Bazo y de los Riñones. Tonificaremos sobre los puntos 23V, 25V, 3B y 3R. Además, usaremos moxa en 4Du, 20V, 36E, 4Re y 8Re.

XU YIN DE PULMONES Y RIÑONES.

Los Yin Jin Ye de los Pulmones y de los Riñones no se producen mutuamente y, por tanto, aparece Sequedad y Xu-Calor. Este debilitamiento se produce ante una tos crónica, exceso de actividad sexual o por enfermedades crónicas que debilitan el Jing.

Los síntomas que se pueden observar son tos seca, tos con poca flema o sanguinolenta, sequedad en boca y garganta, voz ronca, afonía, adelgazamiento, lumbalgias, dolor y debilidad en las rodillas, fiebres cíclicas, pómulos rojos, sudoración nocturna, sensación de calor que proviene de la profundidad corporal, espermatorrea, menstruación irregular, lengua roja con capa escasa, pulso fino y rápido...

Formula secundaria:

Tonificaremos el Yin de los Pulmones y el de los Riñones en los puntos 13V, 23V, 7P, 9P, 3R, 6R, 6B y 36 E.

XU YIN DE HÍGADO Y RIÑONES.

Puesto que ambos órganos tienen un origen común, lo que le suceda a uno afectará al otro. Por esa razón, una Xu Yin renal provocará una Xu Yin hepática y viceversa. Esta Xu Yin se produce por enfermedades crónicas, por lesión en los siete factores emocionales o por un exceso de actividad sexual.

Encontraremos síntomas tales como vértigos, deslumbramientos, acúfenos, pérdida de memoria, insomnio, sueños abundantes, lumbalgias, dolor y debilidad en las rodillas, espermatorrea, calor en los cinco huecos, dolor en el hipocondrio, sofocaciones, sudoración nocturna, hipomenorrea, sequedad de boca y de garganta, lengua roja con poca capa, pulso fino y rápido, etcétera.

Formula secundaria:

Tonificaremos el Yin del Hígado y el de los Riñones. Tonificaremos sobre los puntos 18V, 23V, 3R, 6R, 3H, 8H, 6B y 4Re. Además, regularemos en 7C y en 20VB.

DISARMONÍA ENTRE HÍGADO Y BAZO.

Aquí observamos un ataque del Qi de Hígado al Bazo por estancamiento que altera las funciones de transporte y transformación del Bazo. Hay una Shi de Hígado y una Xu de Bazo. Esto ocurre por trastornos emocionales o por desequilibrios alimenticios.

Veremos signos como dolor torácico, distensión en el tórax y en los hipocondrios, dolor e hinchazón abdominal, suspiros frecuentes, irritabilidad, impaciencia, depresión nerviosa, anorexia, heces pastosas con tenesmo, depresión nerviosa, borborigmos intestinales con emisión de gases, cólicos intestinales que se alivian tras una diarrea, capa lingual blanca y seborreica, pulso tenso...

Formula secundaría:

La terapia consistirá en drenar el Hígado y fortalecer el Bazo. Para tal fin, dispersaremos sobre los puntos 3H, 13H, 12Re, 34VB y 6MC. Regularemos en 25E y tonificaremos en 36E.

DESARMONÍA ENTRE HÍGADO Y ESTÓMAGO.

En este casi hay un estancamiento de Qi de Hígado que se transforma en Fuego y que ataca al Estómago, el cual pierde su capacidad de descenso. Normalmente, este síndrome se origina por una lesión en los siete factores emocionales.

Los síntomas que se pueden dar son dolor y sensación de plenitud en el Estómago, molestias en el mismo, eructos, regurgitación ácida, irritabilidad, nerviosismo, lengua roja con capa fina amarilla, pulso tenso y rápido, etcétera.

Formula secundaría:

Aquí, hay que drenar el Hígado y armonizar el Estómago. Dispersaremos, pues, sobre los puntos 2H, 3H, 14H, 12Re, 6MC y 4B. Tonificaremos en 36E.

AGRESIÓN A LOS PULMONES POR FUEGO HEPÁTICO.

La subida del Fuego de Hígado lesiona a los Pulmones alterando su función de descenso y purificación. Se da por una lesión en los siete factores emocionales.

Los síntomas que se pueden observar son ataques de tos con poca flema, viscosa y amarillenta, hemoptisis, dolor torácico e hipocondrial, irritabilidad y nerviosismo, sensación de calor corporal, vértigo con sensación de plenitud, boca amarga, ojos congestionados, lengua roja con capa amarilla, pulso tenso y rápido...

Formula Secundaría:

Hay que drenar el Hígado, dispersar el Fuego, purificar los Pulmones y calmar la tos. Dispersaremos en 6P, 7P, 2H, 3H, 14H, 20VB, 34VB, 22Re y sobre el extraordinario Tai Yang.

A continuación añadiremos las formulas más típicas para la recuperación de los síndromes más comunes con referencia a la Psiconeuroacupuntura.

XU YAN DE CORAZÓN	6,4,8RM,4DU,36E,6MC,23V15V,20DU, 14DU
XU XUE CORAZÓN	7C,6MC,14RM,15RM,4RM17V,20V
XU YIN CORAZÓN	7C,6MC,14RM,15RM,4RM,6C,6B,7R,6R
FUEGO DE CORAZÓN	7C,8C,9C,15RM,6B,6R
TAN CORAZÓN	9C,40E,5MC,15V,26DU,20V,12RM
TAN FUEGO CORAZÓN	7C,8C,9C,5MC,7MC,15RM,15V,12RM, 40E,2H, 3H20V,20DM,13VB,15VB, 24DM
XU QI BAZO	20V,21V,36E,3B,6B,12RM
BLOQUEO DE QI HÍGADO	3H,14H,13H,34VB,6SJ,6MC
EXTASIS DE XUE DE H	34VB,3H,18V,17V,10B,6RM
FUEGO DE HÍGADO	2H,3H,20VB,TAIYANG,13VB,11IG

ASCENSO DE YANG DE H	3H,5SJ,3R,8H,43VB,38VB,2V,TAIYANG, 20VB,9VB,8VB,6VB
XU QI PULMÓN	13V,12DM,9P,6RM,7P,36E.
XU QI RIÑÓN	7P,6R,23V,6RM,17RM,25R12DM,7R, 3R,36E
XU YANG RIÑÓN	23V,4DU,4RM,6RM,36E,7R,3R52V
XU YIN RIÑÓN	4RM,9R,3R,6R,10R,6B
XU JING	15V,23V,39VB,20DM,3R,6B,4RM

RESUMEN DE LAS DOS FORMULACIONES:

Una vez llegados a este punto ya podemos obtener las dos formulaciones básicas de la PNA, es decir, la formulación primaria y la secundaria.

Imaginemos, por ejemplo, que, mediante todo el protocolo de diagnóstico, hemos llegado a la conclusión de que el sujeto necesita como punto, basado en los ciclos Ko y Shen, el 5H, y que además sufre de Bloqueo de Qi de Hígado al 5H. Entonces, se le añadirán a los antes mencionados para el desbloqueo del hígado, a saber: 3H,14H,34VB.

Por lo tanto ya tenemos la fórmula acupuntural indicada para este sujeto, será:

- Formula primaria: 5H.
- Formula secundaría: 3H,14H,34VB.

Anexo (B)
Puntos sintomáticos

Luego tenemos que añadir los puntos sintomáticos, estos puntos son puntos que ejercen una acción específica dirigida hacia el Shen, son extraídos del tratado Xin Lin, "Tratado sobre la mente" de Rafael Francisco, en este tratado serán usados como primera línea de tratamiento.

26 DU MAI
Gui Gong

Restaura y calma el Shen. Se aplica en coma, insolación, Dian, Kuan, epilepsia, desmayo, apoplejía cerebral, crisis epiléptica, ataques de pánico, angustia, ansiedad, histeria o demencia. Se considera un punto de emergencia, para crisis.

Para restaurar la conciencia en síncopes: Du26+MC9+IG4

8 MC
LaoGong

Es el punto más eficaz de todos los del canal del Pericardio para aclarar el Fuego de Corazón.

1 B
Gui Lei

Es eficaz en el tratamiento de los trastornos mentales; en particular, de las enfermedades mentales relacionadas con el Tan y el exceso de reflexión.

Tiene capacidad reguladora del Shen y armoniza el Bazo-Corazón y el Bazo-Hígado.

Para pesadillas, insomnio: B1+E45+C7

Para síndrome Dian:

B1+Du26+Du24+Du16+P11+MC7+MC5+VB34+H2

También para casos de depresión con rumiación o ideas fijas obsesivas

24 REN
Gui Shi

Elimina el calor y calma el viento, induce la reanimación y despeja la mente. Indicado en desmayo en apoplejía, convulsión infantil, desmayo, epilepsia, ronquera súbita, desviación de la boca.

Asociado con Du27+Du28+E5+SJ23+Du22+V10+B5, trata la esquizofrenia tipo depresivo con sialorrea, convulsiones por fiebre y escalofrío.

Asociado con E5 trata la epilepsia y el trismo.

11 IG
Chen

Punto importante para la eliminación del viento interno (resultado de un exceso de Calor o Yang) para tratar convulsiones o pérdida brusca del conocimiento. De aquí su acción para tratar trastornos mentales tipo Kuan

1 REN
Gui Zang

Se utiliza para desórdenes mentales. Combinado con Du26 es útil para la esquizofrenia. Ayuda a la reanimación y recupera el Yang después de sufrir un colapso.

62 V
Gui Lu

Tranquiliza la mente

Punto para el tratamiento del Insomnio.

También es un punto empírico para el tratamiento de la epilepsia de crisis diurnas.

Para síndrome Dian (demencia calmada):

V62+ID3+Du23+Du20+VB20+

IG11+P5+IG5+ID4+E41+V60+B5+R2+V66+V57

Para epilepsia (crisis diurnas): V62+Du20+Ren15+Ren13+C7

23 DU MAI
Gui Tang

Es tonificante, induce la reanimación, tranquiliza la mente y despeja el Cerebro. Se utiliza para epilepsia, esquizofrenia, cefaleas, fotofobia, vértigo.

Trata las alucinaciones visuales, y asociado con

Du20+Du12+V15+Du8+

H13+C7+SJ10+IG5+IG4+E36+H3. Este punto trata ataques epilépticos con síntomas de rigidez de la nuca, miradas fijas, pérdida de conocimiento e incluso trismo.

11 P
Gui Xín

Tiene un potente efecto sobre trastornos psicomentales, como la depresión nerviosa con gran tristeza, ansiedad, nerviosismo y lloros, encerrarse en uno mismo, plenitud y opresión torácica.

Combinado con B1 (YingBai) resulta muy eficaz en el tratamiento de síndromes ansiosos.

Para demencia calmada: Moxar P11+C7+R1+Ren 12+V15

Tristeza y lloros: 11P+Du20+MC7+Du26

6 E
Gui Chuang

Aparte de su acción de descontracturar los tendones en caso de bloqueo mandibular, como trismos, artritis o trastorno funcional de la articulación temporo-maxilar, es utilizado en casos de tensión nerviosa que afecta a los músculos o la articulación mandibular, trismos en un contexto psico-emocional o de convulsión infantil.

SheFeng (Punto Extra)

A un cun de la punta de la lengua, en la fisura inferior del medio de la lengua.

7 MC
Gui Xin

La función más importante de este punto es dispersar el Calor-Fuego del Corazón y calmar la mente.

Punto habitual en el tratamiento de los trastornos psico-emocionales, como Dian Kuan, ansiedad, agitación mental, depresión nerviosa...

La reflexión excesiva y las preocupaciones bloquean el Qi del Hígado e impiden el ascenso de Qi de Bazo. Esto conlleva la acumulación de Tan. Ambos obstruyen el Shen. Para tratarlo utilizaríamos:

MC7+E40+H3

En caso de cólera brusca que lesiona el Hígado, se produce un exceso de Fuego. El Fuego conlleva Tan y perturba el Shen. Para tratarlo dispersamos MC7+E40+H2+E44.

Tiene las mismas funciones que C7 (ShenMen), aunque parece que MC7 es más eficaz en mujeres y C7 lo es en hombres.

Es especialmente eficaz en el tratamiento de las secuelas emocionales por una ruptura sentimental.

Aclara el Fuego de Corazón, por lo que también es indicado en ansiedad intensa, agitación mental o conducta maniaca.

MC7 tiende a ser dispersado en caso de Fuego de Corazón, Tan-Fuego perturbando al Corazón-Shen, obstrucción de los vasos del Corazón y calor perverso invadiendo al Maestro Corazón.

PUNTOS DE INFLUENCIA PSICO EMOCIONAL DEL CANAL DU MAI

Este es un canal de gran importancia en el tratamiento de las patologías psico-emocionales. El trayecto del canal Du Mai pasa dos veces por el Cerebro, por lo que ejerce una importante influencia en él: "El Du Mai inicia su recorrido en la extremidad inferior del raquis, entra en la columna vertebral y penetra en el Cerebro" (*Nanking. Dificultad 28*)

1 DU MAI
ChangQiang

Se utiliza para calmar la mente en las enfermedades mentales que se caracterizan por agitación e hipomanía.

Para la epilepsia en su fase de remisión: Du1+YaoQi (punto extra) +V15+V20+Ren15+C5+Ren12+E40+H3+R6+V62

2 DU MAI
YaoShu

Punto principal para el tratamiento de la Epilepsia. Lo pincharemos oblicuamente hacia arriba y trataremos de obtener una sensación de aguja que ascienda lo más alto posible.

4 DU MAI
MingMen

Fortalece el Qi original, recomendado en caso de debilidad crónica, sea física o mental.

6 DU MAI
JiZhong

Calienta, tonifica el Bazo y Riñones, calma el Viento y seda las convulsiones.

Asociado con R1, se usa con frecuencia para el tratamiento de la epilepsia

8 DU MAI
JinSuo

Calma la palpitación y el Viento.

Está indicado para epilepsia, manías, rigidez en la espalda.

Asociado con Ren2+R10+H2, trata las manías y la epilepsia.

11 DU MAI
ShenDao

"Camino de la Mente", actúa principalmente sobre el Corazón. Aclara el Fuego de Corazón y calma la mente, utilizándose principalmente en los síndromes de Exceso de Corazón.

Tiene acciones similares a V15, con el que se usa alternativamente.

Indicado para amnesia, palpitación, estupor, tristeza, ansiedad, epilepsia, esquizofrenia, rigidez y dolor de espalda.

Asociado con Du20+SJ10+SJ2, trata la palpitación.

Asociado con R21+P7+V43, trata la amnesia.

Asociado con SJ10+V15, trata la ansiedad, la tristeza, y perturbación mental.

Asociado con SJ18+SJ19, trata las convulsiones epilépticas en el niño.

12 DU MAI
ShenZu

Fortalece el Qi original, recomendado en caso de debilidad crónica, sea física o mental.

Indicado para epilepsia, manía con carácter agresivo, depresión, alucinaciones visuales, apoplejía infantil.

Es un punto importante para tratar la esquizofrenia.

Asociado con Du1+V8+VB2, trata las manías, perturbación mental, tristeza y ansiedad.

Asociado con VB13, trata la esquizofrenia de tipo depresivo.

14 DU MAI
DaZhui

Puede recuperar la claridad mental y estimular el cerebro.

Se da el Calor, despeja la mente y recupera el conocimiento.

Indicado para desmayo por insolación, epilepsia, esquizofrenia.

Asociado con Ren15, trata junto con moxibustión la epilepsia, vista fija.

15 DU MAI
YaMen

"Puerta del Mutismo" se utiliza principalmente para estimular el habla. Favorece la facultad de hablar en los niños que tienen dificultades en la expresión verbal, o en los adultos después de un ataque de Viento Interno.

Manipulándolo en tonificación, nutre el cerebro y recupera la claridad mental. Posee efecto específico sobre el Cerebro, ya que el Canal Du penetra en él dos veces a través de estos dos puntos.

Es un punto de uso frecuente para tratar enfermedades mentales, sobre todo la sordera y afasia de carácter histérico.

Es efectivo para tratar las convulsiones, rigidez de la lengua, lengua doble, apoplejía, desmayo, coma, pérdida del conocimiento. Puede estimular el Cerebro y calmar el Shen.

Para Kuan sin cesar de hablar: Du16+V60+V65

Para Kuan con deseos de cometer suicidio: Du16+V13

Asociado con SJ1, trata la flacidez de la lengua y la dificultad en el habla.

16 DU MAI

FengFu

Elimina el Viento interno, por lo que se utiliza para Epilepsia o en vértigos importantes. Posee un efecto específico sobre el cerebro. Puede estimular el cerebro y calmar el Shen.

Junto con Du20, es considerado como el punto del Mar de la Médula. Puede devolver la claridad a la mente y estimular el cerebro.

Trata la manía con deseo de suicidio debido al ataque de frío, alucinación visual, enfermedades de la cabeza, afonía súbita, manía de marcha ciega, tristeza con tendencia al suicidio.

Asociado con V13 trata la manía con deseo de suicidio.

Asociado con Du17+VB2+ID19+SJ17, trata la flojedad en las articulaciones, vértigo, fotofobia, ataques epilépticos con convulsiones, trismo y ruidos en la garganta, ronquera.

Para Kuan: Du16+V60+V65

Para Kuan con deseos de cometer suicidio: Du16+V13.

Para convulsión infantil: Du16+ID3+V62.

17 DU MAI

NaoHu

"Ventana del Cerebro" sirve esencialmente para someter el Viento Interno que afecta al Cerebro, por lo que está indicado en epilepsia, vértigos graves y Viento Interno.

Asociado con

Du24+Du23+Du20+VB2+ID19+IG6+V2+VB13+R9+IG5+

Du19+Du18+V8+V9, trata la esquizofrenia que se presenta acompañada de vómitos.

18 DU MAI

QiangJian

Despeja el cerebro y calma el Viento, elimina la Flema e induce la reanimación.

Indicado para epilepsia, esquizofrenia, dolor de cabeza, mareo, fotofobia, vértigo, ansiedad, vómito, salivación con espuma, manías.

Asociado con V2+ID8+Du19, trata la epilepsia con convulsiones, manías.

19 DU MAI
HouDing

Tiene un poderoso efecto calmante sobre la mente y es utilizado frecuentemente en casos de ansiedad intensa, en combinación con Ren15.

Trata la esquizofrenia y los ataques epilépticos con convulsiones.

Asociado con V2+ID8+Du18, trata los ataque epilépticos infantiles.

20 DU MAI
BaiHui

Puede estimular fuertemente el ascenso del Yang y otorga claridad mental. También es muy eficaz para devolver la moral y el ánimo a una persona deprimida.

Este punto despeja el cerebro, calma el Viento, induce la reanimación, asciende el Yang hundido.

El Du Mai entra en el Cerebro por el Du20, por lo que es un punto que trata los trastornos de la cabeza y el cerebro y los trastornos mentales.

Trata trastornos de la cabeza asociados con el Vacío de Jing-Xue que no nutre el cerebro. La tonificación con puntura o moxa puede hacer ascender la energía-sangre y la esencia.

Trata la epilepsia, esquizofrenia, síncope, amnesia, insomnio, ansiedad, sopor, coma, apoplejía con afasia, hemiplejia, dolor de cabeza, mareo, vértigo, fotofobia, acúfenos, sordera, palpitación, perturbación mental, deseos de llorar, desorden en el habla, desmayo y coma.

Asociado con Du11+SJ10+SJ2, trata la palpitación.

Asociado con Du18+V6, trata la ansiedad.

Asociado con Du22, trata el sopor.

Asociado con Du6+ShiXuan extra+E36, trata el síncope.

Aplicando moxibustión en Du20, se puede tratar ataques epilépticos con pérdida de conocimiento, también esquizofrenias de tipo depresivo con vértigo y alucinación.

Para amnesia: Du20+Du11+R21+P7+V43

Para somnolencia: Du20+Du22.

Para hemiplejia postapopléjica cerebral:

Du20+Du26+Du15+vb21+IG11+

IG10+VB34+E36+VB39

Para los Cinco tipos de epilepsia:

Du20+Du26+C7+V63+V60+Ren14

Para tendencia a llorar excesivamente: Du20+Du26

Para cefalea central y de vértex: Du20+IG4+Du23+Du24+Tai Yang extra.

Para cefalea por Vacío de Riñón: Du20+SJ5+R3+V23+P7

Para cefalea relámpago (aguda y fulminante) con vértigos y vómitos de flema: Du20+SJ5+Ren12+P9+V12

23 DU MAI

ShangXing

Es tonificante, induce la reanimación, tranquiliza la mente y despeja el Cerebro. Se utiliza para epilepsia, esquizofrenia, cefaleas, fotofobia, vértigo.

Trata las alucinaciones visuales, y asociado con

Du20+Du12+V15+Du8+

H13+C7+SJ10+IG5+IG4+E36+H3. Este punto trata ataques epilépticos con síntomas de rigidez de la nuca, miradas fijas, pérdida de conocimiento e incluso trismo.

Es uno de los 13 puntos mágicos para el tratamiento de los trastornos Psico-emocionales

24 DU MAI

ShenTing

"Audiencia de la Mente" es un punto muy importante y muy potente para calmar la mente. Se combina frecuentemente con VB13 en caso de ansiedad y miedos intensos.

Trata manías con excitación emocional, ataques epilépticos, opistótonos, lengua fuera, mirada hacia arriba, pérdida de conocimiento, palpitación e intranquilidad en el sueño.

Se emplea en los casos de esquizofrenia y desdoblamiento de pensamientos.

Es indicado para calmar el Shen en caso de ansiedad, angustia o palpitaciones. Se suele asociar con Du20 y VB13 en caso de depresión nerviosa con elevada ansiedad.

Para insomnio: Combinar con B6

Para epilepsia: Combinar con Du20+Du21+R1+SJ23+Ren8

Asociado a SJ23, trata los ataques epilépticos con mirada fija, pérdidas de conocimiento.

26 DU MAI
ShuiGou

Elimina el calor y calma el Viento. Induce la reanimación y despeja el cerebro. Restaura y calma el Shen

Es considerado un punto de emergencia. Es un punto impactante e importante para restaurar y equilibrar el Shen en caso de pérdida del conocimiento. Se considera un punto de emergencia, para crisis.

Indicado para coma, desmayo, síncope cadavérico, epilepsia, insolación, convulsiones bruscas, Dian Kuan, risa incontrolada, esquizofrenia con pérdida del conocimiento del contorno, incontinencia en risas y llantos, apoplejía, trismo, alucinaciones, ataques de pánico, histeria, ansiedad.

Asociado con MC5 trata los trastornos mentales con depresión emocional.

Para restaurar la conciencia en caso de síncope: Du26+MC9+IG4

Para insolación: Du26+Ren12+Ren6+IG11+IG4+MC9+E36+E44

Para pérdida del conocimiento y convulsiones (en caso de fiebre alta): Du26

   +IG11+IG4+R7

Síncope cadavérico: Du26+R1+E36.

27 DU MAI
DuiDuan

Está indicado para epilepsia, esquizofrenia, desviación de la boca, trismo, temblor de los labios.

Trata la epilepsia con abundante emisión de saliva espumosa.

Asociado con VB13, trata la epilepsia con salivación, manía con deseo de suicidio, insulto desmesurado, perturbación mental.

PUNTOS DE INFLUENCIA PSICO EMOCIONAL DELCANAL REN MAI

4 REN

GuanYuan

Puede calmar la mente nutriendo la Sangre y el Yin. Tonifica el Qi en el Jiao inferior, así que enraíza el Qi hacia abajo y somete el ascenso de Qi a la cabeza, como sucede en la ansiedad grave. En este sentido, tiene un potente efecto calmante.

Puede enraizar el Alma Etérea y puede ser utilizado para tratar la sensación de temor por la noche, que se debe a que el Hun flota.

Indicado para síndrome BenTun, insomnio, amnesia, sueños, apoplejía tipo postración.

Está indicado para enraizar el Yang cuando asciende excesivamente y perturba el Shen a raíz de un Vacío de Yin de Riñón. El Calor-Vacío perturba, agita y produce síntomas como ansiedad, angustia, cefalea con sensación de calor en la cabeza, sofocos y ataques de calor con sudoración, en particular en las mujeres en el climaterio.

Para síndrome de menopausia:

Ren4+Du14+Ren6+Ren12+V23+IG4+E36+

YinTang (punto extra) (Estudios Modernos)

6 REN

QiHai

Está indicado en el síndrome BenTun Qi, globo histérico, depresión anímica.

Para globo histérico: Ren6+E36+Ren17

12 REN

ZhongWan

Está indicado en insomnio, sopor, cansancio, pereza para hablar, epilepsia, esquizofrenia, síndrome ZangZao[32], síndrome BenTun Qi.

Leijing Tuyi dice que este punto trata el ascenso de Qi a causa de un excesivo cansancio intelectual.

Asociado con Du20+VB20, trata la epilepsia.

13 REN
ShanWan

Elimina el Calor y la Flema, suaviza el Jiao medio, y desciende el Qi que ha ascendido contra corriente.

Está indicado en palpitaciones, estupor, disforia, epilepsia, síndrome BenTun Qi.

Zhenjiu Zishengjing indica que este punto trata la epilepsia, palpitaciones, disforia, calor con ansiedad en el pecho, epilepsia; asociado con P9.

Asociado con P9+V13+E38+B1, trata el Insomnio.

14 REN
JuQue

Aclara el Fuego de Corazón y calma la mente. Se utiliza frecuentemente cuando la Flema-Calor nubla el Corazón, provocando síntomas mentales.

Trata la palpitación, estupor, insomnio, epilepsia, esquizofrenia, depresión, desmayo.

Asociado con R9 trata la manía y la pereza.

15 REN
JiuWei

Punto muy importante y muy potente para calmar la mente. Tiene un potente efecto calmante en caso de ansiedad intensa, preocupaciones, perturbaciones emocionales, temores y obsesiones.

Armoniza el Corazón y el Shen, libera el diafragma y el tórax, regula el Qi.

---

[32] ZangZao es similar a la histeria. Enfermedad con accesos de crisis. En momentos no críticos se observa depresión, cambios repentinos de humor, sensibilidad. Y en las crisis, irritabilidad, tristeza con ganas de llorar, e incluso convulsiones, pero sin pérdida total de conocimiento. Es causado por la deficiencia de Sangre en el Corazón e Hígado.

Elimina el Tan-Flema que perturba el Corazón-Shen, por lo que sirve para tratar Dian Kuan. También es indicado para ansiedad, palpitación, estupor, depresión, esquizofrenia, epilepsia.

Xihongfu indica que Ren15 asociado con R1, trata todos los tipos de epilepsia.

Zhenjiu Juying dice que trata la esquizofrenia, incoherencia en el habla, ansiedad y opresión en el pecho, aversión a que le hablen, palpitación.

Para tratar Kuan (locura agitada): Ren15+Ren14+Ren13+Ren13

Para tratar epilepsia: Ren15+ID3+C7.

17 REN

ShanZhong

Regula la circulación del Qi y alivia la opresión en el pecho. Calma el Corazón y diluye la Flema.

Indicado para palpitaciones, ansiedad, depresión, esquizofrenia tipo depresivo, desmayo, BenTun Qi, sensación de plenitud en el pecho, disnea, sensación de constricción en la garganta y diafragma, ansiedad y nerviosismo con opresión torácica.

Se utiliza en caso de estancamiento o reflujo del Qi por lesión de las 7 emociones.

Para Bolo Histérico: Ren17+Ren6+E36

Con moxibustión trata el desmayo.

Asociado con V15+MC7+H1+Ren18, trata la palpitación con moxibustión.

23 REN

LianQuan

Elimina el Calor, diluye la Flema, induce la reanimación y suaviza la garganta.

Indicado para ronquera repentina, hinchazón bajo la lengua, torpeza de la lengua y salivación, afasia, rigidez de la lengua ocurrida en apoplejía, dificultad para deglutir.

Asociado con R10+R2, trata la dificultad en el habla.

24 REN

ChengJian

Elimina el Calor y calma el Viento. Induce la reanimación y despeja la mente.

Indicado para desmayo en la apoplejía, convulsión infantil, desmayo, epilepsia, ronquera súbita.

Asociado con Du27+Du28+E5+SJ23+Du22+V10+B5, trata la esquizofrenia tipo depresivo con sialorrea abundante, convulsiones causadas por fiebre y escalofrío.

Asociado con E5, trata la epilepsia y el trismo.

PUNTOS DE INFLUENCIA PSICO EMOCIONAL DEL CORAZÓN

Este canal pertenece al "Hogar del Shen". Es el canal que corresponde al Zhang que rige la mente y las emociones. Por éste motivo, estos puntos son de gran importancia en el tratamiento de cualquier patología relacionada con el aspecto psico-emocional.

3 C

ShaoHai

Se utiliza sobre todo para aclarar el Fuego de Corazón o el Calor por Insuficiencia en el Corazón.

Calma el Shen: Tiene un importante efecto tranquilizante a nivel mental (porque aclara el Fuego de Corazón), y es recomendable en casos de epilepsia, depresión, retraso intelectual o manía, amnesia.

Está indicado en caso de depresión nerviosa, epilepsia, hipomanía.

La obra *Mil Remedios de Oro en caso de Urgencia* señala a este punto para calmar el delirio verbal y el ataque de pánico.

Zhenjiu Zishengjing indica que este punto es efectivo para el tratamiento de la epilepsia con convulsiones, lengua afuera y vómitos de saliva.

Para Dian Kuan: C3+ID7+P10+IG4+IG11+ID4

4 C

LingDao

Alivia el estrés mental. Tranquiliza el Corazón y calma el ánimo.

Está indicado para ronquera súbita, desmayo, síncope, insomnio, sueños múltiples, mucha tristeza con deseos de suspirar.

Puede tratar la tristeza y el temor, y la ronquera súbita.

Para tratar la Afasia Histérica: C4+IG16

Para tratar el trismus y la pérdida repentina de la voz:
C4+Ren22+IG16

5 C

TongLi

Tonifica y beneficia el Qi cardiaco. Tranquiliza el Corazón y calma el ánimo. Tiene efecto sobre la lengua.

Está indicado para palpitación, estupor, ronquera súbita, insomnio, sopor, dolor cardiaco, disforia, epilepsia, manía, depresión, "miedo a la gente". Especial influencia terapéutica sobre las afasias.

Según dispersemos o tonifiquemos, podemos dispersar el Calor y calmar el Shen, o tonificar el Qi-Xue del Corazón y despertar el Shen.

Zhenjiu Zishenjing dice que este punto es eficaz para tratar disforia, depresión, bostezo interminable, pereza, fatiga fácil, palpitación y tristeza.

Para tratar la ansiedad y nerviosismo por Calor-Vacío que perturba al Corazón: C5+R7+, para eliminar el Calor y nutrir el Yin. Si es por Calor-Tan, C5+E40+E44. Si es por Vacío de Xue: C5+R7+B6 para nutrir el Yin y el Xue.

Para palpitaciones y ansiedad: C5+MC6+C6+V15 para activar el Qi y tonificar el Yin-Xue del Corazón y calmar el Shen.

6 C

YinXi

Nutre el Yin y calma el ánimo. Es el punto Xi de éste canal.

Es indicado para las palpitaciones, estupor, insomnio, trastornos del sueño, amnesia, ronquera súbita.

Asociado con MC5+IG2+E45, puede tratar el sobresalto fácil.

También para sobresalto y temor repentino.

7 C

ShenMen

Se puede utilizar prácticamente en todas las patologías del Corazón para calmar la mente: su función principal.

Nutre la Sangre del Corazón para tratar su Insuficiencia, causa de ansiedad, insomnio, trastornos de la memoria, palpitaciones, estupor, y lengua blanca.

Es el mejor punto para calmar la mente cuando hay gran ansiedad y preocupaciones ante situaciones de tensión.

También es eficaz para mejorar la memoria y las capacidades intelectuales.

Se puede utilizar en el retraso intelectual de los niños.

Indicado para irritabilidad, palpitación, estupor amnesia, insomnio, tristeza con deseos de llorar, epilepsia, manía, depresión, hablar a menudo durante el sueño, risa maniaca, desorientación, pérdida de la voz.

Según *Shengyuge*, ID3+Ren15+C7 tratan los cinco tipos de epilepsia en el hombre y en el niño, y surten efectos inmediatos.

Para tratar el Insomnio: Está indicado para el Insomnio debido al Vacío de Corazón-Bazo: C7+B6+E36+V15. Todos en tonificación.

Si es debido al Exceso de Fuego por Vacío de Yin: C7 (D) y R7 (T). Si es debido al Vacío de Qi de Corazón-Vesícula Biliar: C7 (T)+V15 (T) +V18+V19. Si es debido a la desarmonía del Estómago: C7 (D)+E36 (D)+Ren12 (D). Si es por Tan-Fuego: C7 (D)+E40 (D)+E44 (D).

Para tratar **Zang-Zao**: Se trata de trastornos mentales caracterizados por la tristeza, melancolía, hipersensibilidad emocional y agitación mental, ansiedad, ataques de risa, lloros o cólera. Se manifiesta por crisis con pérdida del control de las emociones y de los actos.

Para crisis Zang-Zao: C7+MC6+H3. Todos en dispersión.

Para fase de remisión: C7+R7 para tonificar el Qi de Corazón-Bazo. C7+E40+E44 para activar el Qi, disolver el Tan, purificar el Corazón y calmar el Shen.

Para retraso mental: C7+P11+R1+V15.

Para risa maniaca: C7+ID5

Para palpitaciones, amnesia, insomnio: MC6+SJ2+V43+E41+C7

Para Kuan (locura agitada, psicosis maniaca):
C7+C3+MC5+IG4+ID3+R7+SJ27

Para Dian Kuan (psicosis maniaco-depresiva):

E23+MC9+C7+R13+Du12+

R4+E41+VB37+H8.

Para ataque de Pánico:

MC3+SJ10+C4+C7+MC7+P10+IG2+SJ2+C9+Du20

+E45+V66+Ren14+H13

Para Cinco Tipos de Epilepsia: ID3+C7+P11+V13+P10+C7+MC6.

En contraste con MC7 que se utiliza fundamentalmente para dispersar el Calor de Corazón, C7 puede dispersar la plenitud de Corazón, pero también puede tonificarlo en síndromes de Vacío, como Vacío de Qi de Corazón o Vacío de Xue del Corazón.

8 C

ShaoFu

Su principal efecto es aclarar el Calor de Corazón, sea por Calor por Exceso, Calor por Insuficiencia o Calor con Flema.

Insomnio con sensación de sueños vividos, sed, gusto amargo, agitación mental o manía.

Calma la mente, pero sólo en el marco de síndromes de Exceso de Calor en el Corazón, para lo que es más potente que C7. Se utiliza más para problemas graves como manía, esquizofrenia y psicosis.

9 C

ShaoChong

Calma la mente. También calma el Calor en el Estómago como C8, pero además somete el Viento Interno. Se utiliza para recuperar la conciencia, porque abre los orificios del Corazón cuando están obstruidos por el Viento.

Está indicado en caso de enfermedades febriles, palpitaciones, dolor estómago, epilepsia, depresión, manía, síncope, insolación, pérdida de conocimiento.

Trata la tristeza, el temor y los sobresaltos. También la disforia y la molestía que produce el ascenso del Qi.

PUNTOS DE INFLUENCIA PSICO EMOCIONAL DEL CANAL DEL INTESTINO DELGADO

Este es también un canal de importancia en el tratamiento de alteraciones psico-emocionales. El Intestino delgado es la víscera Fu del Corazón, Hogar de la Mente. El Corazón evacua el Calor excesivo que recibe a través de su Fu. Este mecanismo de evacuación es gran importancia, ya que el Calor resulta ser el factor patógeno más lesivo para el Corazón.

Por este motivo, un mal funcionamiento del Intestino Delgado puede resultar nocivo para uno de los órganos más importantes y vulnerables, sin mencionar la trascendencia absoluta del Corazón en las alteraciones del Shen.

Evidentemente, también podemos actuar sobre la mente y las emociones a través del canal del Intestino Delgado, gracias a la estrecha relación Biao-Li entre Corazón-Intestino Delgado.

1 ID
ShaoZe
Elimina el Calor patológico y despierta el ánimo.
Está indicado para disforia, insomnio, coma.
Asociado con P5 puede tratar la disforia.

3 ID
HouXi
Puede afectar a la mente a través del Du Mai. Devuelve la claridad a la mente, ayudando a las personas a recobrar la fuerza necesaria para tomar las decisiones difíciles en la vida y lograr claridad de mente y juicio.

Refuerza la mente y da al individuo firmeza de carácter para afrontar las dificultades.

Elimina el Calor de Corazón y tranquiliza la mente. También reajusta el canal Du. Está indicado para epilepsia, depresión y manía, convulsiones, disforia.

La obra *"Prescripciones Universales"* de Pujifang, trata el calor insoportable que molesta a todo el cuerpo, sordera, palpitaciones, esquizofrenia depresiva y maniaca.

Asociado con V62+Du16+Du20, tonifica y estimula el Cerebro, tratando los vértigos, inestabilidad, amnesia y secuelas de apoplejía cerebral.

Dispersar ID3 elimina el Tan y armoniza el Shen. Es un punto frecuente en el tratamiento de trastornos del Shen.

Para Dian: ID3+V62+ID2+. Para Kuan: ID3+C7+E42

Para Jian (epilepsia): ID3+C7+Ren15

4 ID

WanGu

Elimina el Calor y el Viento patológico.

Indicado para depresión, manía, palpitaciones, enfermedades febriles, disforia, convulsiones, dolor de cabeza.

Asociado con ID7+P10+IG4+C3+IG11, trata la manía.

5 ID

YangGu

Aclara la mente, ayudando al individuo a conseguir claridad mental y a distinguir el camino correcto entre varios. Puede ayudar a una persona en momentos difíciles a distinguir qué es correcto hacer en un momento preciso de su vida.

Elimina el Calor y el Fuego patológico.

Está indicado en casos de depresión, manía, epilepsia, sordera, acúfenos.

Según *Zhenjiu Juying* trata la esquizofrenia depresiva y maniaca, la ira y la parálisis.

Asociado con C7 trata la risa incontrolada.

Asociado con IG5 trata la esquizofrenia con síntomas de lengua fuera, cuello rígido.

Asociado con Du12+VB19+V64 trata la depresión con marcha enloquecida.

7 ID

ZhiZheng

Se puede utilizar para calmar el espíritu en los casos de ansiedad intensa.

Es el punto Luo del Intestino Delgado y su relación Biao-Li, le otorga su capacidad de calmar el Shen y armonizar el Corazón.

Elimina el calor patológico y nutrir el Yin, tranquiliza el Corazón y el ánimo.

Está indicado en casos de epilepsia, esquizofrenia depresiva y maniaca, neurosis, sobresalto, escalofríos, cefaleas.

Asociado con P10+IG4+C3+IG11+ID4, trata la manía.

Yizong Jinjian, en su capítulo *"Puntos importantes en la terapia de enfermedades cardiacas por medio de la acupuntura y moxibustión"*, dice: "El punto ZhiZheng trata la depresión de los siete factores emocionales".

Para Delirio Verbal y Pánico: ID7+P10+IG4+C3+IG11+ID4

Para Dian: ID7+ID8+IG6+IG7+P9+P7

8 ID

XiaoHai

Calma la mente y se puede utilizar, como la mayoría de los puntos del canal del Corazón, en el tratamiento de la ansiedad ligada a un síndrome del Corazón.

PUNTOS DE INFLUENCIA PSICO EMOCIONAL CANAL DEL BAZO

Este canal influye en el Shen, principalmente en cuatro áreas: 1. El canal del Bazo pasa por el Corazón, por lo que se afectan mutuamente. 2. La función cognitiva del Bazo (Yi) es uno de los aspectos más importantes del Shen. 3. El Bazo se encarga de la creación de la sangre, por lo que, de él depende la calidad del "asiento" del Shen. 4. El Bazo es el órgano más importante en la correcta gestión de las Flemas, evitando su formación excesiva, que después puede derivar en algunas de las patologías psico-emocionales más graves.

1 B
YinBai.

PUNTOS DE INFLUENCIA PSICO EMOCIONAL DEL CANAL DEL ESTÓMAGO

Agitación mental y depresión en síndromes de tipo Exceso debidos a estasis de sangre. Calma la mente y detiene la ensoñación excesiva. Con moxa directa (conos) para pesadillas y sobresaltos.

Trata el desmayo y la inconsciencia, y la pérdida de la normalidad nerviosa en el bebe. Combinado con E45 (LiDui) es muy útil para el Insomnio con pesadillas. Combinado con Du20 (BaiHui) trata el síncope.

Es eficaz en el tratamiento de los trastornos mentales, en particular, de las enfermedades mentales relacionadas con el Tan y el exceso de reflexión.

Tiene capacidad reguladora del Shen y armoniza el Bazo-Corazón y el Bazo-Hígado.

Para pesadillas, insomnio: B1+E45+C7

Aplicando conitos de Artemisa, se puede curar pesadillas y sobresaltos. Es un punto empírico para esto.

Para síndrome Dian:

B1+Du26+Du24+Du16+P11+MC7+MC5+VB34+H2

También para casos de depresión con rumiación o ideas fijas obsesivas

3 B
TaiBai
Estimula las facultades mentales que se asocian con la función del cerebro y puede usarse cuando el Bazo se ha debilitado por fatiga mental.

Puede estimular el cerebro, mejora la memoria y favorece la claridad mental

4 B

GongSun

Fortalece el Bazo y elimina la Humedad. Regulariza la circulación del canal *Chong Mai*.

Está indicado para palpitaciones, estupor, insomnio, sopor, síndrome BenTun, epilepsia, depresión, manía.

Asociado con P10+P11+E41+V67+ID4, trata las cefaleas y disforia.

Combinado con H4+B5, se puede moxar B4 para tratar los suspiros.

6 B

SanYinJiao

Ayuda a suavizar el Qi del Hígado para serenar el Espíritu y calmar la irritabilidad.

Tiene una potente acción de calmar la mente, y se usa a menudo par el insomnio, sobre todo si es debido a insuficiencia de Sangre o de Yin.

Cuando el Bazo no produce suficiente sangre ni el Corazón la recibe, la mente carece de residencia y flota, provocando insomnio.

Indicado para mareo y desmayo, insomnio, palpitación, estupor, desconfianza, preocupación, tristeza con ganas de llorar, amnesia, letargo.

Trata la angustia, la disforia y la irritabilidad.

En el canal del Yang Ming podemos encontrar puntos de influencia en las patologías psico-emocionales que actúan principalmente por que algunos puntos de éste canal son importantes para disolver la Flema (ejemplo E40), los Canales Distintos del Estómago pasan por el Corazón, y porque una digestión armoniosa influye para tranquilizar el Shen.

6 E

JiaChe

Aparte de su acción de descontracturar los tendones en caso de bloqueo mandibular, como trismos, artritis o trastorno funcional de la articulación temporo-maxilar, es utilizado en casos de tensión nerviosa que afecta a los músculos o la articulación mandibular, trismos en un contexto psico-emocional o de convulsión infantil.

8 E

TouWei

Este punto es conocido como el FengLong de la cabeza.

Uno de los puntos locales más importantes para tratar el vértigo, mareos y aturdimiento proveniente de los síndromes en los que el Tan y la Humedad suban arriba, impidiendo al Yang claro alcanzar la cabeza..

12 E

QuePen

Tiene un efecto calmante sobre la mente, debido a que envía el qi hacia abajo. Es utilizado para la ansiedad, nerviosismo, y otros síndromes Yang.

También para el insomnio debido a desequilibrio de estómago.

23 E

TaiYi

Es uno de los puntos "Ventana Celestes" con influencia sobre la conciencia.

Es eficaz en caso de irritación mental, ansiedad, depresión, lengua doble, lengua afuera, rigidez de la lengua, esquizofrenia y manía, cuando estos son debidos a un desequilibrio del Estómago; sobre todo en un síndrome de Exceso de Flema-Fuego en el Estómago.

Asociado a V58 y a E24, trata la manía y la lengua afuera.

[NOTA]: La lengua doble es debida a la acumulación de Calor en el Corazón u el Bazo, o el alcoholismo. Se estanca la sangre en las venas por debajo de la lengua, quedando hinchada. Puede ocurrir acompañado de cefalea.

25 E

TianShu

Es uno de los puntos "Ventana Celestes" con influencia sobre la conciencia.

Es eficaz en caso de irritación mental, ansiedad, esquizofrenia y manía, cuando estos son debidos a un desequilibrio del Estómago; sobre todo en un síndrome de Exceso de Flema-Fuego en el Estómago.

Está indicado para el síndrome BenTun Qi, manía.

La moxibustión en este punto ayuda a curar al paciente de furor histérico y perturbación mental.

También trata el síndrome BenTunQi, el ascenso del Qi que ataca al Corazón, la furia histérica.

30 E
QiChong

Indicado para el síndrome BenTun, el ascenso del Qi que ataca el Corazón, distensión, y plenitud abdominal.

36 E
ZuSanLi

Indicado para el síndrome BenTun, el ascenso del Qi que ataca el Corazón, distensión, y plenitud abdominal.

Reajusta las funciones de intestinos y estómagos, tonifica el Qi y la Xue, y calma las convulsiones y dolores.

Indicado para epilepsia, depresión y manía, síncope, palpitación, estupor.

Puede tratar el furor, grito histérico, risa, insultos temerosos e incontrolables.

40 E
FengLong

Elimina la Flema que nubla la mente y produce alteraciones mentales o mareos y aturdimientos. Debe pincharse en dispersión para eliminar la Flema.

Puede calmar la mente, sobre la que ejerce una profunda influencia. Puede ser usado en todos los casos de ansiedad, miedos y fobias, si son causados porque la mente se nubla por la flema.

También calma el estómago cuando la persona está muy ansiosa y la ansiedad le produce constricción en la boca del estómago.

Está indicado para casos de *Globus histérico*, depresión y manía, epilepsia.

Zhenjiu Juying nos dice que E40 trata el desmayo, ataque y dolor de cabeza causado por Viento y Flema, manías como subir a lugares altos a cantar, deseo de desnudarse, alucinaciones visuales de monstruos y depresiones.

Asociado a E42 puede tratar la manía, el deseo de subir a lugares altos a cantar y desnudarse por la calle.

Para tratar Bolo Histérico: E40+Ren22+SJ6+H2+V18+H13+MC6

Para demencia agitada (Kuan): E40+E42.

42 E

ChongYang

Calma la mente y está indicado para epilepsia, depresión y manía.

Trata la locura crónica, el comportamiento de subir a lo alto y cantar, y el deseo de desnudarse.

Junto con E40 trata los trastornos de depresión y manía.

Para tratar la esquizofrenia: E42+E40+Du26

Para tratar la epilepsia: E42+Du14

Para tratar el vértigo: E42+Pintan (punto extra)

41 E

JieXi

Calma la mente y hace descender el Calor de la cabeza.

Está indicado para convulsiones, epilepsia, depresión, palpitación, estupor, dolor de cabeza, mareo y vértigo.

Zhenjiu Juying dice que éste punto trata el dolor de cabeza, epilepsia, depresión, angustia, tristeza con ganas de llorar, y palpitaciones.

Zhenjiu Zishengjing nos dice que combinado con V15, C7 y MC7, puede tratar la tristeza con ganas de llorar, y asociado con V62 puede tratar la depresión.

Yizong Jinjian dice en su obra *"Importantes medidas de aplicación de la acupuntura en los puntos Xin (Corazón)"* que este punto trata la tristeza, llanto incontrolable, epilepsia, manía, palpitación y desconcierto.

44 E

NeiTing

Calma la mente. Trata las pesadillas.

45 E

LiDui

Se usa principalmente para calmar la Mente cuando está perturbada en el contexto de un síndrome de Estómago, generalmente de exceso. Se usa a menudo para tratar insomnios producidos en este contexto.

También tiene un uso particular para aclarar **el Fuego de Corazón**, para lo que se aplica directamente conos de Moxa

Trata la somnolencia, epilepsia, depresión y manía, síncope, desmayo, deseos de subir en alto y cantar, y deseo de desnudarse.

También el trismo, desconcierto, insomnio.

Baizhengfu dice que asociado a B1 puede tratar la intranquilidad con pesadillas en el sueño.

Para shock y colapso, añadir: Du26+MC6

Para somnolencia: E45+H1

Para pesadillas: E45+B1

PUNTOS DE INFLUENCIA PSICO EMOCIONAL DELCANAL DEL PULMÓN

Ciertos puntos del canal del Pulmón están indicados, entre otras funciones, para algunas alteraciones psico-emocionales. Esto es debido a sus efectos sobre el Po -Alma Corpórea- (por ejemplo, TianFu), o a su influencia sobre el Zhong Qi, que ayuda al movimiento de la Sangre, principal causa de incidencia sobre el Corazón y el Shen.

3 P

TianFu

Efecto psíquico muy poderoso sobre todos los problemas emocionales que provienen de un desequilibrio del Pulmón, como la depresión, claustrofobia, agorafobia, confusión mental y mala memoria.

Está indicado para trastornos de los sueños, mala memoria, sopor, depresión, globo histérico, trastornos mentales depresivos y maniacos, delirios.

Según el clásico *Experiencias de la terapia con Acupuntura y Moxibustión* "asociándose los puntos Du20, IG11 y P7 con P3, se puede curar la amnesia".

Este punto tiene la facultad de influir sobre el Po.

5 P

ChiZe

Elimina el Calor del Pulmón y promueve la función de dispersión del Pulmón.

Irritabilidad, agitación, preocupación y tristeza. Trata la melancolía y tristeza, ganas de llorar, agitación, opresión en el pecho, espasmo infantil crónico. Asociado con ID1 puede curar la agitación. Asociado con R2 puede tratar la depresión.

Trata la melancolía y tristeza, ganas de llorar, agitación, opresión en el pecho, espasmo infantil crónico.

7 P

LieQue

Punto muy importante en el tratamiento psíquico relacionado con problemas emocionales debidos a las preocupaciones, las penas o la tristeza.

Está especialmente indicado cuando la persona guarda sus problemas para sí y no los expresa. Tiende a favorecer la expresión de las emociones reprimidas.

Calma la mente, estabiliza el Alma Corpórea, abre el pecho y relaja la tensión.

Este punto relaja la tensión emocional del Alma Corpórea. Esta tensión se manifiesta a nivel físico con hombros tensos, respiración superficial y sensación de opresión en el pecho.

Es debido al exceso de preocupaciones durante mucho tiempo, que impide la respiración libre del Po y constriñe la energía del Pulmón.

Indicado para desmayo, trismo sin abrirse la boca, risas incesantes, amnesia, convulsión infantil, trastornos mentales depresivos y maniacos, síncope.

Trata la manía de reír sin cesar, amnesia, epilepsia, alucinaciones, síncope.

Trata la epilepsia causada por Calor con alucinaciones.

Asociado con Du11+R21+V43 puede curar la amnesia.

Asociado con Du20+P3+IG11, es muy adecuado para tratar la amnesia.

9 P
TaiYuan

Dispersa el Viento patológico y disuelve la Flema. Regula el Qi del Pulmón.

Está indicado para disforia, insomnio, delirio, trastornos mentales depresivos y maniacos.

Asociado con V13+Ren13+E38+B1, trata el Insomnio.

10 P
YuJi

Fundamentalmente, trata el Calor del Pulmón. Está indicado en trastornos mentales depresivos y maniacos.

Trata la disforia, la falta de aliento, el dolor en el Corazón, la tristeza y el temor.

Asociado con P11+B4+E41+V67+ID4, puede curar dolores de cabeza y disforia.

Asociado con ID7+IG4+C3+IG11+ID4, puede curar el delirio

11 P
ShaoShang

Forma parte de los 13 Puntos Mágicos específicos para el tratamiento de los trastornos Psico-emocionales. Tiene un potente efecto sobre trastornos psicomentales, como la depresión nerviosa con gran tristeza, ansiedad, nerviosismo y lloros, encerrarse en uno mismo, plenitud y opresión torácica.

Combinado con B1 (YingBai) resulta muy eficaz en el tratamiento de síndromes ansiosos.

Para demencia calmada: Moxar P11+C7+R1+Ren12+V15

Tristeza y lloros: 11P+Du20+MC7+Du26.

Indicado para apoplejía, pérdida de conciencia, síncope, trastornos mentales depresivos y maniacos, epilepsia, disforia.

PUNTOS DE INFLUENCIA PSICO EMOCIONAL DEL CANAL DEL INTESTINO GRUESO

El canal Yang Ming está muy indicado en el tratamiento de los desórdenes mentales. Esto es explicado por cuatro motivos:

En el canal del Estómago contiene puntos muy adecuados para disolver la Flema (por ejemplo, E40), uno de los factores etiológicos más importantes en las patologías psico-emocionales.

Algunos puntos del Intestino Grueso dispersan el Calor en el cuerpo, y la combinación de Flema y Calor produce las manifestaciones más graves en las alteraciones psico-emocionales.

El canal distinto del Estómago entra en el Corazón.

Una digestión armoniosa es considerada una premisa para que el Shen esté en calma.

1 IG
ShangYang

Elimina el Calor y despeja la mente.

Está indicado para la insolación, epilepsia, depresión, manía, síncope, pérdida de conciencia.

4 IG
HeGu

Tiene una fuerte influencia sobre la mente, pudiendo utilizarse para tranquilizar la mente y apaciguar la ansiedad, sobre todo si es asociado a H3 (TaiChong) o con Du24 (ShenTing) y VB13 (BenShen).

Para la Ansiedad, añadir H3+YinTang (Punto Extra)

Asociado con ID3+MC5, puede curar ataques de manía.

Asociado con ID7+P10+C3+IG11+ID4, puede tratar el delirio.

Considerado también "El Gran Eliminador" es útil para eliminar los residuos de las catarsis durante el tratamiento con un paciente.

5 IG
YangXi

Este punto tiene una función similar a IG4. Es también usado como punto "eliminador", evacuando las emociones negativas que surgen cuando se da una catarsis durante un tratamiento.

Limpia y evacua el YangMing, despeja la mente y calma el ánimo.

Está indicado en casos de epilepsia, depresión y manía.

En el clásico "Espejo de Oro de la Medicina" dice que sirve para tratar la visión de demonios en la locura.

El clásico "Canales Similares y Manifestaciones Ilustradas" dice que este punto puede tratar la conducta extravagante, pérdida de control, risa incontrolada y alucinaciones visuales tipo delirium.

Y "Recetas de Cien Síntomas" dice que asociado a E41, puede curar la palpitación y el estupor.

6 IG
PianLi

Tiene un marcado efecto sobre lo mental, sobre todo en los estados maniaco-depresivos.

Trata la epilepsia, la depresión y la manía. También las ganas de hablar sin parar.

7 IG
WenLiu

Tranquiliza el Corazón y calma el ánimo. Trata la epilepsia, depresión, manía, atontamiento, síncope producido por desorden del Qi.

Puede curar la obstrucción del Qi en la parte del diafragma (trastorno histérico), risa incontrolada, furor, alucinaciones tipo delirium, sialorrea, sacar la lengua fuera.

11 IG
QuChi

Elimina el Viento patológico y el Fuego, aviva la circulación de la sangre y elimina el Calor proveniente de la Sangre.

Punto importante para la eliminación del viento interno (resultado de un exceso de Calor o Yang) para tratar convulsiones o pérdida brusca del conocimiento. De aquí su acción para tratar trastornos mentales tipo Kuan

Puede tratar la amnesia, síndrome Yi Ge y angustia, epilepsia y convulsiones.

Asociado a ID1 puede tratar la epilepsia y las convulsiones.

PUNTOS DE INFLUENCIA PSICO EMOCIONAL DEL CANAL DEL RIÑÓN

Los puntos del canal del Riñón se caracterizan por su función de nutrir el Yin y armonizar y enfriar el Fuego de Corazón, enraizar la subida de Yang y Viento o tratar el aspecto cognitivo-emocional de la esfera renal (Zhi).

1 R
YongQuan

Tonifica el Yin y aclara especialmente el Calor por Insuficiencia debido a una Insuficiencia de Yin.

Se considera un punto de emergencia en los trastornos mentales agudos mentales y emocionales. Se usa para reanimar o calmar el Shen, hace descender el Fuego e inhibe el Yang.

Este punto comunica el Riñón con el Corazón.

También aclara el Calor-Plenitud y reduce el Viento, por lo que se usa para la epilepsia, para restaurar la conciencia y despejar el cerebro. Se puede usar en crisis agudas, cuando el enfermo está inconsciente, para restaurar la conciencia y aclarar el cerebro.

Posee un efecto calmante muy fuerte sobre la mente utilizándose en caso de ansiedad intensa o de enfermedades mentales como la hipomanía.

Hace descender el Qi.

Tiene un efecto sedativo muy potente en la mente. Es utilizado en caso de agitación mental, ansiedad mental, ansiedad aguda, insomnio importante y trastornos mentales como esquizofrenia maniaco-depresiva.

Para síncope, crisis epiléptica, coma: R1+Du26+ShiXuan (punto extra), E36+Du20

Para epilepsia, Dian Kuan: R1+MC7+Ren15+C7+E40

Para Epilepsia: R1+Du24+Du25

Locura agitada (Kuan): R1+IG11+VB39+Bai Lai (punto extra)

Zhenjiu Juying indica este punto para tratar desmayo, temor fácil, intranquilidad como si de un momento a otro fuera a ser detenido, angustia, sopor, fácil caída en tristeza.

Qianjin Yiganf señala que es eficaz para tratar perturbaciones mentales, amnesia y depresión.

Yizong Jinjian lo considera indicativo para tratar el síndrome BenTun Qi.

Asociado a SiShenCong (punto extra) y Du18, trata la epilepsia.

Combinado con Du26 es útil para la esquizofrenia.

3 R

TaiXi

Posee un importante efecto sobre la mente y puede ser utilizado para realzar el espíritu cuando la persona está agotada y deprimida a causa de una Insuficiencia de Riñón crónica.

Nutre y tonifica el Yin de Riñón, elimina el Calor y seda la Humedad.

Indicado para insomnio, muchos ensueños, amnesia, sobresalto fácil, sopor, disforia, vértigo,

Es eficaz para tratar el letargo y la anorexia.

Para vértigo a causa de una insuficiencia de Jing-Xue de Hígado-Riñón e inhibir el Yang y nutrir el cerebro: R3+R7+V23+V18+VB20+Du20.

4 R

DaZhong

Nutre el Yin renal y dispersa el Calor de Pulmón.

Trata la depresión con deseo de estar en la cama, deseo de estar encerrado, sobresalto fácil y temor, angustia, idiocia.

Asociado con C5 trata la falta de deseo de hablar y el deseo de estar en la cama.

Asociado con IG13+R3+R6+IG2, trata el deseo de estar en la cama.

6 R

ZhaoHai

Es un punto específico para el tratamiento del insomnio, cuando se trata de un desequilibrio del Yin Qiao Mai y del Yang Qiao Mai a raíz de un vacío de Yin con un exceso de Yang.

La tonificación de R6 calma el Shen en caso de insomnio con ansiedad, nerviosismo y agitación, debido a un Calor-Vacío por Insuficiencia de Yin.

Este punto conduce la energía Yin a los ojos permitiéndoles cerrarse por la noche.

Otra de sus funciones, a raíz de éste mismo mecanismo, es la de tratar la epilepsia con crisis nocturnas.

Para Insomnio: R6+R3+B6+C7+Du24+VB13+V15+V23, para tonificar el Yin, dispersar el Calor y calmar el Shen.

Para epilepsia con crisis nocturnas:

R6+Du24+VB13+Du20+Du14+H3+IG4

+SJ5+C7+E36+VB34+Ren15+VB41, para regular el Qi Ji, eliminar el Tan y armonizar el Shen.

Asociado con E36+R3+R4+IG2, puede tratar el deseo de estar tumbado.

7 R

FuLiu

Tonifica el Yang de Riñón, ayudando al paciente a enfrentarse a sus miedos y temores. Es útil para que el paciente hable y exponga sus problemas y emociones, abriéndose al terapeuta.

Fortalece la función Yang del Riñón, lo que fortalece la capacidad y la voluntad de vencer los miedos de todo tipo.

9 R

ZhuBin

Armoniza el Corazón-Riñón, calma el Shen, elimina el Tan.

Indicado para Dian Kuan (manía, depresión, neurosis, psicosis, esquizofrenia).

La estimulación de éste punto permite restablecer la relación energética entre el Corazón y el Riñón en caso de vacío de Yin de Riñón y exceso de Calor de Corazón.

Es un punto muy importante para calmar el Shen en caso de desórdenes psico-mentales como angustia, agitación mental y ansiedad importantes, manía, depresión, neurosis, psicosis.

Asociado con:

Du24+Du23+Du20+Vb2+ID9+IG6+V2+VB13+IG5+Du19+Du18+Du17+V8

+V9, puede tratar la esquizofrenia tipo depresivo y el vómito.

Asociado con Ren14 trata la esquizofrenia maníaca.

23-24-25 R

ShenFeng

LingXu

ShenCang

Estos tres puntos tiene funciones similares. Se utilizan para calmar la ansiedad y la agitación mental debidas a la Insuficiencia de Yin.

PUNTOS DE INFLUENCIA PSICO EMOCIONAL DEL CANAL DE LA VEJIGA

En éste canal podemos encontrar algunos de los puntos específicos más importantes en los tratamientos psico-emocionales. Es considerado por muchos autores como el canal más importante en el contexto de los trastornos psico-emocionales. El hecho de ser el canal más Yang, establece una relación con la naturaleza Yang de la mente, es decir el Shen que a nosotros más nos interesa tratar, También cuenta con parte de su trayecto en la zona de la cabeza.

El Dr. Hammer, quien identifica el sistema nervioso con el canal-plano Tai Yang, explica que es posible actuar sobre el Shen del paciente a través de este canal.

«La mayor parte de los puntos de acupuntura externos del meridiano de la Vejiga, uno de los dos caminos Tai Yang, se encuentran entre los más útiles para tratar problemas psicológicos».

Dr. Leon Hammer

Otros puntos de este canal tienen importantísimas funciones en el tratamiento de los desórdenes mentales y emocionales, como iremos viendo en este apartado, aunque le dedicaremos un apartado especial a los puntos a los que hacen mención numerosos autores.

Los puntos ubicados en el canal de la Vejiga tienen una influencia directa sobre los Zhang Fu y sobre el Shen de cada uno de estos.

3 V
MeiChong
Despeja la mente y calma el Viento.
Indicado para cefaleas, vértigo.
Trata los cinco tipos de epilepsia.

5 V
WuChu
Se utiliza en el tratamiento de la epilepsia, de las convulsiones o de la rigidez de la columna vertebral en los niños, durante enfermedades febriles.
Despeja la cabeza y calma el Viento patológico.
Está indicado para el dolor de cabeza, vértigo y epilepsia.
Trata la epilepsia con convulsiones, mirada hacia arriba y pérdida del conocimiento.
Asociado con Du12+V40+V39+V60, trata la esquizofrenia depresiva y el dolor de cabeza.

7 V
TongTian
Despeja la mente y calma el Viento.
Indicado para desmayo, manía, cefalea, mareo y vértigo.
Trata el desmayo y la pérdida de conocimiento, las manías, convulsiones y perturbación mental.

8 V
LuoQue
Despeja la mente, apaga el Viento
Trata la manía y las convulsiones, la perturbación mental y la tristeza.

Asociado con VB2+Du12, trata el enloquecimiento, las convulsiones, la perturbación mental y la melancolía.

Asociado con V7 trata el coma y la caída repentina.

10 V
TianZhu

Puede utilizarse para aclarar el cerebro y estimular la memoria y la concentración. Despeja la cabeza, calma el Viento y tranquiliza el ánimo.

Trata la epilepsia, esquizofrenia, insomnio, sueños, cefalea, rigidez de la nuca.

Ayuda al ascenso del Jing hasta el Mar de la Médula.

Asociado con Du27+Du28+Ren24+E5+SJ23+Du22+B5, trata la epilepsia

11 V
DaShu

Extingue el Viento patogénico, suaviza los síntomas exteriores, relaja los músculos y tendones y alivia los colaterales.

Trata el coma, desmayos, convulsiones, esquizofrenia de tipo depresivo.

14 V
JueYinShu

Regula el Qi y alivia la circulación sanguínea, calma el ánimo y tranquiliza el Corazón. Baja lo ascendido y conforta el Corazón.

Indicados para estupor, palpitación, disforia.

Es el punto Shu del Pericardio.

15 V
XinShu

Es uno de los puntos más importantes en el tratamiento de los trastornos psico-afectivo-emocionales y mentales, ya que el Corazón alberga el Shen y es el órgano soberano del Shen.

En primer lugar, calma la mente y puede utilizarse en caso de ansiedad u de insomnio, sobre todo si éstos son debidos a un síndrome de Exceso del Corazón como Fuego de Corazón o Calor por Insuficiencia de Corazón. En éste caso se puntura en dispersión.

No está aconsejado cuando la ansiedad y el insomnio provienen de una patología de tipo Insuficiencia, como la Insuficiencia de Sangre de Corazón o Insuficiencia de Yin de Corazón.

A la vez que calma la mente, estimula el cerebro si se le pincha en tonificación o con moxibustión directa.

En particular, usado con moxibustión directa, tiene un efecto positivo estimulando el cerebro, siendo efectivo para la depresión en adultos.

Trata el desorden del Qi de Corazón, perturbación mental, disforia, epilepsia, tristeza y melancolía, amnesia, insuficiencia infantil de Qi de Corazón e incapacidad de hablar a la edad adecuada.

Para la amnesia: V15+MC6+C5+C9

Para la agitación nerviosa con sentimiento de contrariedad (por Vacío de Yin-Xue): V15+V23+MC6+MC7+R7+R3

Para Epilepsia (en fase de remisión):

V15+V20+Yao Qi (extra)+Ren15

+C5+Ren12+E40

Para insomnio (ruptura Corazón-Riñón):

V15+V23+C7+SJ2+E44+B6

Para Dian Kuan: V15+V2+SJ10+ID8+C7+V63+ID3+B1

Para Demencia: V15+C7+P11+R1

Para insomnio por Vacío de Corazón-Bazo: V15+V20+B6+C7

18 V

GanShu

Drena el Qi del Hígado, limpia el Hígado y la Vesícula Biliar, alimenta la sangre y aclara la vista.

Puede tratar la ira fácil, la desviación de los ojos hacia arriba, el desconcierto y el sobresalto.

Trata las desarmonías psico-emocionales asociadas al Hígado, aunque sin duda, su uso más habitual es para el bloqueo de Qi Hepático, habitualmente debido a ira contenida, frustración, etc.

Me remito al capítulo sobre el proceso patogénico y las emociones.

Para depresión nerviosa por estancamiento de Qi de Hígado: 18+H3+MC6+

P11+C7+V15

Para bolo histérico con estancamiento de Qi con acumulación de Tan: V18+ MC7+MC5+Ren17+E40+H2.

19 V

DanShu

Drena el Hígado y la Vesícula Biliar, regula la circulación del Qi y elimina su estancamiento. Calma el sobresalto y tranquiliza el ánimo.

Trata palpitaciones, insomnio, sobresaltos, intranquilidad en el sueño. Es el punto Shu de la Vesícula Biliar.

20 V

PiShu

Es el punto Shu del DU Mai. Su acceso al cerebro le permite influir sobre el Mar de la Médula.

También resulta de gran importancia en la generación de la Sangre, por lo que es un punto de trascendental importancia en la calidad del Shen.

Este punto es la llave de acceso a los aspectos psico-emocionales del Bazo (Yi) por lo que se tratará de acuerdo a las alteraciones de estos: pensamiento lógico, reflexión... etc.

23 V

ShenShu

Indicado para retraso en el habla, amnesia.

Es algo mejor para tonificar el Yang de Corazón que el Yin de Corazón. La diferencia vendrá del uso de moxa o no. La moxa será usada para tonificar el Yang.

También es un punto importante para el Jing. La esencia es el fundamento de la mente. Si la esencia es fuerte y resplandeciente, la mente es feliz y positiva. Si la esencia es débil, la mente también sufrirá, con falta de voluntad, falta de iniciativa o depresión.

Tiene un poderoso efecto de tonificación sobre el Riñón y su aspecto mental: estimulará la mente, reforzará la voluntad, estimulará el espíritu de iniciativa y aliviará la depresión.

Por ejemplo, si el paciente sufre de depresión y/o fobias, podríamos tonificar el Yin Renal. Si se trata de una persona que no tiene decisión para realizar sus proyectos, tonificaríamos su Yang renal, utilizando moxa.

Este efecto es más poderoso si se asocia V23 con V52.

Trata los trastornos del cerebro originados por el desequilibrio del Riñón.

Para acúfenos, sordera por Vacío de Riñón: V23+R3+VB2+Ren17

Para Amnesia por Vacío de Jing-Xue del Riñón-Corazón:

V23+V15+V43+E36

+C5+C9+C7+B6+Du20.

Para letargo, somnolencia (por Vacío de Riñón-Bazo):

V23+V20+R2+E41.

42 V

PoHu

Es la "Puerta del Alma Corpórea". Se utiliza en caso de problemas emocionales relacionados con el Pulmón. Para problemas emocionales relacionados con el Pulmón y más particularmente con la tristeza, pena y las preocupaciones. Tiene un efecto calmante muy relajante sobre el espíritu y nutre el Qi cuando éste es dispersado durante un largo periodo de tristeza o pena.

43 V

GaoHuangShu

Vigoriza la mente promoviendo la función de la Esencia (Jing) de nutrir el cerebro. Estimula la memoria y mejora la moral y el ánimo, especialmente después de una enfermedad de larga duración.

Está indicado para amnesia, múltiples sueños, disforia, esquizofrenia, y las patologías causadas por la Flema.

Es punto importante para las patologías crónicas.

44 V

ShenTang

Se usa esencialmente para tratar los problemas emocionales y psicológicos unidos al Corazón.

Cuando se asocia con V15 (XinShu) es más eficaz para tratar la ansiedad, insomnio y depresión.

Su función principal es limpiar el Pulmón y promover la circulación del Qi. Su papel para calmar el Corazón y tranquilizar el ánimo es relativamente débil. Sirve únicamente para complementar el V15 aumentando su eficacia. También se utiliza para alternar con V15.

47 V

HunMen

Es la "Puerta del Alma Etérea". Se utiliza para tratar los problemas emocionales unidos al Hígado como la depresión, la frustración y el resentimiento durante un largo periodo de tiempo.

Según Macciocia, asociado a V18 (GanShu) tiene un efecto muy poderoso sobre la capacidad que tiene el individuo para organizar su vida, ya que enraíza y estabiliza el Alma Etérea. Ayuda a encontrar una razón de ser y un sentido a su vida. Ayudará también a superar la depresión mental asociada con los problemas de la vida diaria.

Pueden servir para calmar esa impresión vaga de miedo que ciertas personas padecen por la noche, cuando sufren una Insuficiencia de Yin de Sangre.

La Dra. Li Ping menciona en su famosa obra *"El Gran Libro de la Medicina China"* que lo más destacado de este punto, según sus experiencias clínicas, es que resulta ser un punto extremadamente eficaz en el tratamiento de dolores y contracturas generalizados por el nerviosismo, ansiedad y el estrés. La estimulación de éste punto no solamente relaja los músculos y los tendones, además proporciona una relajación de la ansiedad nerviosa.

Esto lo convertiría en un punto preferente en el caso del tratamiento de la tensión junto a VB34.

49 V

YiShe

"Refugio del Pensamiento" tonifica el aspecto mental del Bazo: memoria, concentración y capacidad para el estudio.

También se puede utilizar en caso de pensamientos obsesivos.

52 V

ZhiShi

"Habitación de la Voluntad", es un punto que refuerza la voluntad y la determinación, que son facultades mentales y espirituales unidos al Riñón.

Es muy útil en el tratamiento de ciertas formas de depresión, cuando el enfermo está desorientado y le falta voluntad y fuerza de espíritu para esforzarse en curarse.

Se puede estimular la voluntad y mejorar el espíritu pinchando con tonificación éste punto, sobre todo asociándolo a V23.

60 V
KunLun
Elimina el Calor y seda el Fuego, regula la circulación de los canales y los colaterales.

Trata las convulsiones, el dolor de cabeza, rigidez de la nuca, vértigo, epilepsia infantil con convulsiones.

Asociado con V57 trata los escalofríos y la esquizofrenia tipo depresiva.

61 V
PuShen
Despeja el cerebro, regula la circulación de los Jing Luo y los colaterales.

Trata el desmayo, la epilepsia, esquizofrenia, las alucinaciones visuales.

62 V
ShenMai
Tranquiliza la mente.

La acción de este punto es debida principalmente al hecho de que es el punto de apertura y de comienzo del canal Yang Qiao Mai.

Como ya hemos visto, V62 puede utilizarse con R6 para tratar el Insomnio, en cuyo caso se dispersa V62 y se tonifica R6.

También influye sobre la columna vertebral, el cerebro, y elimina el Viento Interno, motivo por el que se utiliza en el tratamiento de la epilepsia, pero únicamente si las crisis tienen lugar sobre todo de día (si las crisis son por la noche, debe usarse R6).

Trata el desmayo, la epilepsia, las convulsiones infantiles y los opistótonos.

Asociado con V61 puede tratar la esquizofrenia tipo depresivo y la epilepsia.

Para síndrome Dian (demencia calmada):
V62+ID3+Du23+Du20+VB20

IG11+P5+IG5+ID4+E41+V60+B5˙+R2+V66+V57
Para epilepsia (crisis diurnas): V62+Du20+Ren15+Ren13+C7

64 V
JingGu

Calma la mente, aclara el Cerebro y elimina el Viento interno, siendo empleado en el tratamiento de la epilepsia.

Trata la epilepsia, esquizofrenia, cefalea, rigidez de nuca, sobresalto fácil.

Asociado con ID5+Du12+VB19 puede tratar la epilepsia.

65 V
ShuGu

Elimina el Calor y apacigua el Viento.

Trata la esquizofrenia. Asociado con VB6 trata la epilepsia con estrabismo y el sobresalto fácil.

66 V
TongGu

Elimina el Calor y apacigua el Viento.

Trata el sobresalto fácil (estupor), ansiedad, suspiros, depresión, sensación de terror, palpitaciones, flema en la garganta.

Asociado con SJ23 trata los ataques epilépticos, la manía con salivación incontrolada.

LOS CINCO PUNTOS PSICO EMOCIONALES DEL TAI-YANG

Entre los puntos de este canal, encontramos cinco puntos a los que tradicionalmente se les atribuye la capacidad de influir sobre su aspecto psicológico y emocional correspondiente.

Estos puntos no solo influyen sobre la mente a través de su mecanismo psico-patogénico (dispersando el Calor que molesta al Corazón, tonificando el Yin renal para mejorar la nutrición del Cerebro, etc.), sino que, además, son capaces de efectuar una acción directa sobre su Shen: sobre el Shen específico de cada uno de los principales órganos Zhang.

Suolie de Morant, nos habla de estos puntos presentándolos como las herramientas más potentes para el tratamiento de alteraciones psico-emocionales. Se trataría de los puntos Shu dorsales correspondientes al Pulmón, al Corazón, al Hígado, al Bazo y al Riñón: los cinco Zhang, los cinco Elementos.

Este autor señala que estos puntos deben ser manipulados con cuidado ante una posible fuerte reacción de desbloqueo psico-emocional.

También Yves Requena en su libro sobre psicología y Medicina China, señala la importancia de éstos puntos para poder influir sobre los diferentes tipos de Shen.

En el canal Tai Yang de la Vejiga, que el Dr .Hammer identifica con el sistema nervioso, existen cinco puntos que permiten actuar sobre el Shen del paciente.

TERAPEÚTICA

Podemos influir sobre las alteraciones (excesos o deficiencias) de nuestras emociones através de la intervención sobre estos cinco puntos, actuando directamente sobre la emoción afectada, algo así como hace la formulación primaria.

Sin embargo, también podemos influir sobre una emoción alterada mediante la aplicación de las leyes de la penta-coordinación. Por ejemplo, tonificación del V20 (Shu del Bazo) para controlar miedos, fobias... etc.

También podemos combinar ambas posibilidades en una terapia: actuar dispersando o tonificando la emoción alterada, y aplicar las leyes de la penta-coordinación para controlar o nutrir esa emoción.

Recordemos, en el siguiente cuadro, cuáles son éstos puntos y algunos ejemplos sobre sus posibles aplicaciones clínicas. Encontraremos más datos sobre todo lo anteriormente mencionado en el capítulo dedicado al Shen.

LOS CINCO PUNTOS SHEN	
V13 potencia la energía psico-emocional del Pulmón (Shen Po). Moxando este punto ayuda en estados profundos de tristeza y melancolía. También lo utilizaríamos para aumentar su instinto de supervivencia, su egoísmo, su cuidado por si y por sus cosas. Podemos tonificar su Yin a un paciente con incapacidad de establecer relaciones. O tonificar su Yang para tratar una excesiva dependencia en las relaciones de un paciente.	 Shen del Pulmón
V15 es el punto Shu del Corazón, por lo que es uno de los puntos más influyentes en las psico-emociones. Para su tratamiento psico-emocional específico(Shen Thân), podemos tonificar su Yin ante una personalidad aburrida y monótona (mejor si lo combinamos con V17). Otro ejemplo: podemos tonificar su Yang moxando este punto ante una persona sin capacidad comunicativa.	 Shen del Corazón

V18 es sin duda uno de los puntos más influyentes en las alteraciones psico-emocionales relacionadas con el Shen Hun. Especialmente en las relacionadas a la frustración, ira, tensión emocional, tensión nerviosa, estrés, ímpetu... etc.

Dispersar su Yang tratará una personalidad agresiva o colérica.

Si nos encontramos con un paciente que sufre incapacidad para hacer frente a los problemas cotidianos, trataremos el Exceso de Yin.

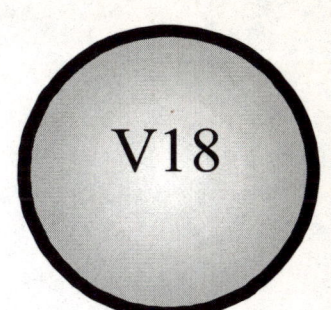

Shen del Hígado

V20 trata todos los casos donde se ve involucrada la función psico-emocional del Bazo (Shen Yi), lo que recoge la capacidad de raciocinio, la lógica...

Soulie de Morant indica este punto para niños con problemas de aprendizaje, por ejemplo.

Podemos dispersar el Yang de Bazo para una personalidad narcisista y vengativa. También podemos tonificar el Yin para una personalidad indiferente, que "pasa de todo".

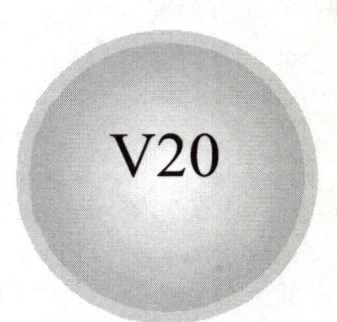

Shen del Bazo

V23 es el punto que elegiremos para tratar las desarmonías relacionadas con el Shen Zhi.

Podemos tonificar su Yang moxando este punto, por ejemplo, para tratar la falta de energía para actuar, la falta de confianza en uno mismo o en los demás, falta de empuje para solventar los problemas, falta de voluntad, falta de control sobre las emociones... etc.

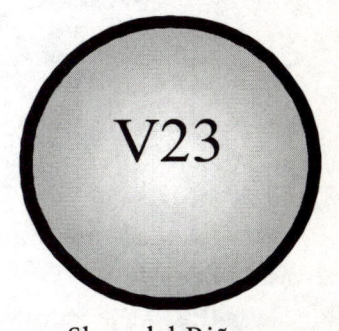

Shen del Riñon

PUNTOS DE INFLUENCIA PSICO EMOCIONAL DELCANAL DEL HÍGADO

Los puntos del canal del Hígado y los de la Vesícula Biliar están especialmente indicados para alteraciones psico-emocionales caracterizados por el estancamiento de Qi y su consecuente evolución hacia patologías producidas por Calor que alteran al Corazón y al *Hun*.

3 H
TaiChong
Es extremadamente importante para calmar el Fuego en los síndromes de Exceso de Hígado. Su función principal es someter el Yang Hepático. Su acción es más suave que H2.

Tiene un potente efecto calmante sobre la mente, y es particularmente eficaz para calmar las personas muy tensas que tienen tendencia a perder la paciencia, o que muestran una sensación de frustración profunda y cólera reprimida. No sólo actúa como calmante sobre los sentimientos de cólera, característicos de desequilibrios de Hígado. También **actúa sobre la tensión general debida al estrés.**

Como punto Yuan del Hígado, actúa liberando el Hun (subconsciente), lo que lo hace especialmente útil para liberar al paciente de problemas emocionales alojados en el subconsciente, incluso desde hace mucho tiempo.

Está indicado para insomnio, disforia, irritabilidad, sueños, cefaleas, vértigo, convulsión infantil, epilepsia, vista borrosa e inflamación en los ojos, bolo histérico.

Para la cólera o cólera contenida y la frustración que produce ascenso de Yang por el estancamiento de Qi, produciendo numerosos trastornos como depresión nerviosa, ansiedad, irritabilidad, etc. combinamos: H3+VB20+MC6

Otro aspecto de gran importancia en el que podremos profundizar en el capítulo dedicado a la tensión nerviosa, es que el Hígado es el responsable de todos los síntomas relacionados con Viento-movilidad, como convulsiones, temblores, calambres, espasmos musculares...

Para nutrir el Yin-Xue y calmar el Viento-Vacío (Vacío de Yin y Vacío de Xue) con H3+R3+B6.

Para dispersar el Calor, inhibir el Yang, eliminar el Tan y calmar el Viento-plenitud: H3+VB20+H2+VB40+E40+IG4.

Para   epilepsia: H3+IG4+E36+Du20+Du23+12Du+V15+Du8+H13+C7+IG5.

Para convulsiones: H3+V60+IG4+R7.

Para dolor vertex: H3+IG4+Du20+

Para hipertensión arterial: H3+VB20+E36+B6.

En la MTC moderna trata desórdenes relacionados con la depresión, irritabilidad, frustración.

5 H
LiGou

Se utiliza cuando el Qi de Hígado se estanca en la garganta, produciendo una extraña sensación de nudo en la garganta y difícil deglución.

14 H
QiMen

Drena el Hígado y regula la circulación del Qi, aviva la circulación de la Sangre y elimina el éxtasis.

Indicado especialmente para el síndrome BenTun Qi.

PUNTOS DE INFLUENCIA PSICO EMOCIONAL DEL CANAL DE LA VESÍCULA BILIAR

1 VB
TongZiLiao

Elimina el Calor y el Viento patológicos, tonifica el canal y clarifica los ojos.

Indicado para pérdida de vista histérica.

2 VB

TingHui

Elimina el Calor y calma el Viento. Induce la reanimación.

Indicado para esquizofrenia, sordera, acúfenos, convulsiones, perturbación mental y melancolía.

Asociado con ID17+ID19+SJ3 trata la sordera.

Asociado con V8+Du12, trata las convulsiones, perturbación mental y melancolía.

Asociado con SJ17 trata la sordera, sobre todo la causada por bloqueo de Qi

4 VB

HanYan

Elimina el Calor y seda el Viento. Diluye la Flema y aclara la mente.

Indicado para espasmo infantil, epilepsia, jaqueca, acúfenos, vértigo, mareo.

5 VB

XuanLu

Se utiliza en caso de perturbación del movimiento (convulsiones) y del lenguaje.

6 VB

XuanLi

Se utiliza en los casos de falta de voluntad, pérdida de la motivación y dificultad para hablar.

9 VB

TianChong

Tiene un poderoso efecto sobre la mente, utilizándose para calmarla.

Elimina el Calor y diluye la Flema, apaga el Viento y calma los ataques epilépticos.

Está indicado para palpitaciones, epilepsia, depresión, cefalea, mareos y vértigo.

Asociado con B15 trata la tristeza con llanto y los opistótonos.

En problemas mentales graves conviene añadir al tratamiento con puntos distales.

Se utiliza también en el caso de perturbación del movimiento (como ataxia) y perturbaciones del lenguaje debido a una alteración del sistema nervioso central. En este caso se asocia con VB5, IG11, VB34.

Otra importante aplicación de este punto es su uso como punto local en la migrañas debidas al ascenso de Yang Hepático, Fuego Hepático o Viento Hepático.

12VB
WanGu

Elimina el Calor y la Flema, apaga el Viento y calma las convulsiones.

Frecuentemente usado en caso de insomnio por ascenso de Yang de Hígado o a Fuego de Hígado, combinado con V18 y V19.

Indicado para epilepsia, disforia, manía, dolor de cabeza.

Asociado a VB20 ayuda a tratar la epilepsia.

13VB
BenShen

Calma el Shen, elimina el Viento, aclara la vista, elimina el Calor y diluye la Flema. Calma el Viento y las convulsiones.

Es eficaz, en particular, en el tratamiento de trastornos mentales provocados por desequilibrios de Hígado-Corazón.

Está indicado para epilepsia, espasmo infantil, cefalea, vértigo, mareos, Dian Kuan, deslumbramiento.

Asociado a Du27, trata ataques epilépticos con emisión de espumas.

"Raíz de la Mente", se utiliza a menudo para tratar esquizofrenia y el desdoblamiento de personalidad, combinándose con C5 y VB38.

Indicado también cuando la persona tiene una persistente e irracional sentimiento de celos y sospechas.

También calma la mente y alivia la ansiedad debida a preocupaciones constantes y pensamientos obsesivos. Su efecto se refuerza al combinarlo con Du24.

Elimina también el Viento Interno y es muy eficaz en el ataque de Viento Interno y Epilepsia.

Su profundo efecto sobre la mente se debe a que reúne la Esencia Renal para el Cerebro. Una esencia fuerte es indispensable para una mente clara y una vida emocional saludable. Al combinarse con otros puntos que nutren la Esencia (como Ren4) atrae la Esencia a la cabeza y calma la mente. También refuerza la voluntad.

Tanto en síndrome Dian como en Kuan, VB13, fija y enraíza el Shen.

15 VB
LinQi

Tiene un potente efecto sobre las emociones. Es indicado para equilibrar el humor cuando la persona oscila entre periodos de depresión y periodos de euforia.

18 VB
ChengLing

Este punto tiene un potente efecto sobre los problemas mentales como pensamientos obsesivos y la demencia.

19 VB
NaoKong

Indicado en palpitaciones, esquizofrenia, convulsiones, dolor de cabeza, mareo, vértigo.

Trata la vista borrosa y la esquizofrenia tipo depresivo.

Asociado con V64+ID5+Du12, trata la manía de andar sin parar en esquizofrénicos.

Asociado con V65, trata la esquizofrenia tipo depresivo, el adelgazamiento rápido y el dolor de cabeza.

Asociado con Du14 trata la epilepsia

Asociado con MC6 trata la esquizofrenia.

20 VB
FengChi

Usado con el método de tonificación, tonifica la Médula y nutre el Cerebro. Se puede utilizar cuando el Mar de Médula es insuficiente con síntomas como mala memoria, mareos y vértigos.

Es un punto habitual en el tratamiento de trastornos del cerebro debidos a Exceso Fuego de Hígado, agitación Viento Interno de Hígado, perturbación del Calor perverso y ataque de Viento externo perverso.

Este punto dispersa el viento, despeja la cabeza, calma el Shen.

Es un punto imprescindible en todo tipo de vértigos y deslumbramientos.

34 VB
YangLingQuan

Le atribuimos dos funciones psíquicas fundamentales. Es un punto muy importante en el tratamiento de los Bloqueos de Qi de Hígado, liberando su libre circulación. Suele aplicarse ante los Bloqueos de Qi Hepáticos.

YangLingQuan relaja la coraza muscular y deshace la tensión nerviosa. Rompe la barrera defensiva para poder entrar a su mente, y para que la tensión nerviosa no continúe prolongando el problema.

40 VB
QuiXu

Puede ser usado para fortaleces el aspecto mental que rige la Vesícula Biliar, ya que fortalece el carácter, lo que permite tomar decisiones dificultosas.

44VB
ZuQiaoYin

Calma la mente, en caso de Insomnio y agitación debido a Fuego Hepático.

Trata las pesadillas.

Para insomnio con nerviosismo y cobardía: VB44+VB20+H8+MC4+C7

PUNTOS DE INFLUENCIA PSICO EMOCIONAL DEL CANAL DEL MAESTRO CORAZÓN

Los síndromes de plenitud de Corazón se manifiestan sobre todo a través del Pericardio, y los síndromes de Vacío de Corazón se manifiestan a través de su propio órgano.

Por este motivo, los puntos que utilizamos habitualmente para tratar el Calor y Plétora de Corazón son los pertenecientes al Canal del Maestro Corazón.

4 MC
XiMen

Fortalece la mente en los casos de Insuficiencia de Corazón que crea estupor y miedo, y hay falta de fuerza mental.

Calma el Corazón y tranquiliza el ánimo.

Indicado para palpitaciones, sobresalto, ansiedad.

Trata el temor y la Insuficiencia de Qi y ánimo.

3 MC
QuZe

Calma la mente en caso de ansiedad grave debida a Fuego de Corazón.

Dispersa el Calor del Maestro Corazón y tranquiliza el Shen.

Elimina el Calor y la disforia, calma el Corazón y tranquiliza el ánimo. Suaviza el Estómago y desciende lo ascendido.

Indicado para palpitaciones, disforia.

Según *Zhenjiu Juying* este punto es útil para tratar el sobresalto fácil, disforia, sequedad de boca, ansiedad.

Asociado con C7, trata la intranquilidad y el sobresalto.

Para eliminar el Calor del Maestro Corazón, purificar el Corazón y calmar el Shen: MC3 (D)+Du26 (D)+IG4 (D).

Para insomnio con nerviosismo y ansiedad: MC3+MC6+MC7+Du14+E36.

5 MC
JianShi

Se trata de un punto muy importante para disolver la Flema inmaterial que obstruye los orificios del Corazón nublando las facultades mentales y produciendo delirio, afasia y coma. En casos crónicos puede provocar psicosis maniaco-depresiva y, en otros casos, epilepsia.

Este punto se dispersa Calor patológico y elimina la Flema, calma el Corazón y tranquiliza el ánimo.

Está indicado para palpitaciones, disforia, epilepsia, esquizofrenia, globo histérico.

Su efecto específico es promover el Qi Ji del Corazón y el Hígado. Usar MC5 activa el Qi Ji eliminando los síntomas físicos y psíquicos provocados por la cólera contenida y las frustraciones emocionales.

También es un punto específico para activar el Qi y eliminar el Tan, por lo que está indicado en sensación de cuerpo extraño en garganta, Dian Kuan, u otras patologías que cursen con obstrucción de Tan (invisible) en garganta y cuello.

Para sensación de cuerpo extraño en garganta (bolo histérico): MC5+IG3

Para afonía histérica: MC5+IG4

Para Dian Kuan, histeria (Tan obstruye el Corazón-Shen): MC5+Du26+IG4+

E40+ID3

Para Kuan (locura agitada): MC5+Du20.

Según *Zhenjiu Juying*, trata la manía repentina, ansiedad, vómitos, palpitaciones, temor, afonía, Yi Ge, alucinación visual.

Asociado a C6+IG2+E45, trata el fácil sobresalto.

Asociado con Du26, trata la esquizofrenia de tipo depresivo.

6 MC

NeiGuan

Tiene un potente efecto sobre la mente, y puede ser utilizado en caso de ansiedad debida a cualquier patología cardiaca. Calma también la mente, gracias a su acción directa sobre el Hígado. Canaliza el Qi y despeja la cavidad torácica.

Es el más utilizado para calmar la mente en las mujeres que sufren depresión e irritabilidad premenstrual.

Favorece el sueño. Moviliza el Qi y la Sangre en el tórax.

Es importante en el tratamiento de los trastornos psico-emocionales sobre el Shen, ya que pertenece al Jue Yin. Calma y armoniza el Shen en caso de depresión nerviosa, ansiedad, nerviosismo, irritabilidad, cólera, agresividad contenida, insomnio, Zang Zhao e histeria. La etiología principal de estos síntomas es la lesión de las 7 pasiones.

Para estancamiento de Qi-Tan: MC6+H3+E40+Ren22. Todos en dispersión.

Para agitación de Tan-Fuego:

MC6(D)+C7(D)+H3+H2+E40(D)+E44

LOS 25 TIPO DE SÍNDROMES TRATADOS CON MC6 (NEIGUAN) COMO PUNTO PRINCIPAL, SEGÚN XU SHI DA CHUAN, ZHENG JIU DA CHENG, LEI JING TU YI

Selecciono aquí 10 de estas 25 prescripciones clásicas. En concreto, las relacionadas con los trastornos psico-emocionales:

- Epilepsia: ID3+C7+V5+B1+H1
- Demencia y tristeza: C5+ID3+C7+R4
- Conducta maniaca (Kuan): C9+V15+Ren12+Shi Xuan (puntos Jing-pozo)
- Trastornos amnésicos: V15+C5+C9
- Conducta anormal con cantos y risas inmotivadas: C4+V15+C5
- Palpitación y sobresaltos y palabras ininteligibles: C3+C8+V15+ID3
- Sensación de miedo e inquietud: E18+C5+V19
- Pérdida de conocimiento por ataque de pánico: MC9+Du20+H1
- Palpitaciones por todo tipo de Vacío de Yin de Corazón: C6+V15+C5.
- Miedo por Vacío de Corazón-Vesícula Biliar con temblores: V19+C5+ VB41

8 MC

LaoGong

Es el punto más eficaz de todos los del canal del Pericardio para aclarar el Fuego de Corazón.

Elimina el Calor de Corazón y despeja la mente. Sobre todo está indicado para los trastornos mentales y los relacionados con el Corazón, el Maestro Corazón, y la lengua.

Está indicado en caso de pérdida de conocimiento en la apoplejía, esquizofrenia, epilepsia, agitación mental, depresión nerviosa.

Trata la tristeza y la pérdida de control emocional.

Asociado con MC7 trata la risa incontrolada, el enojo fácil y la tristeza.

Para Histeria: MC7+Du26+MC6+IG4

Para Psicosis: MC7+C7+Du26+Du20

7 MC

DaLing

La función más importante de este punto es dispersar el Calor-Fuego del Corazón y calmar la mente. Es un punto habitual en el tratamiento de los trastornos psico-emocionales, como Dian Kuan, ansiedad, agitación mental, depresión nerviosa... Tiene las mismas funciones que C7 (ShenMen), aunque parece que MC7 es más eficaz en mujeres y C7 lo es en hombres.

Dispersa el Calor-Fuego de Corazón y calma el Shen, por lo que es un punto importante en el tratamiento de Dian-Kuan, ansiedad, agitación mental, depresión nerviosa, insomnio, epilepsia, esquizofrenia, desmayos.

Es especialmente eficaz en el tratamiento de las secuelas emocionales por una ruptura sentimental.

Aclara el Fuego de Corazón, por lo que también es indicado en ansiedad intensa, agitación mental o conducta maniaca. MC7 tiende a ser dispersado en caso de Fuego de Corazón, Tan-Fuego perturbando al Corazón-Shen, obstrucción de los vasos del Corazón y calor perverso invadiendo al Maestro Corazón. La reflexión excesiva y las preocupaciones bloquean el Qi del Hígado e impiden el ascenso de Qi de Bazo. Esto conlleva la acumulación de Tan. Ambos obstruyen el Shen. Para tratarlo utilizaríamos MC7+E40+H3

En caso de cólera brusca que lesiona el Hígado, se produce un exceso de Fuego. El Fuego conlleva Tan y perturba el Shen. Para tratarlo dispersamos MC7+E40+H2+E44.

Zhenjiu Juying dice que este punto trata trastornos con risas incontroladas, ansiedad, palpitaciones, tristeza, deseo de llorar, sobresalto.

Asociado con MC3, trata la intranquilidad y la angustia.

Asociado con MC8 trata la risa incontrolada.

Es uno de los 13 puntos mágicos para tratar las alteraciones psico-emocionales.

PUNTOS DE INFLUENCIA PSICO EMOCIONAL
DEL CANAL DEL TRIPLE CALENTADOR

1 SJ
GuanChong
Elimina el Calor y aclara la mente.

Está indicado en casos de disforia, pérdida del conocimiento después de la apoplejía, síncope, coma, dolor de cabeza, enrojecimiento de los ojos, rigidez de la lengua.

Trata la lengua encogida, sequedad en boca y la angustia.

2 SJ
YeMen
Seda el Calor del Sam Jiao, regula la función del mecanismo del Qi, despeja la mente.

Está indicado en caso de manía, palpitaciones, insomnio, sordera súbita, dolor de cabeza.

Zhenjiu Juying nos dice que *Yemen* es efectivo para tratar palpitaciones e incontinencia en el habla, y sordera súbita.

Yizong Jinjian indica que trata la sordera súbita y el insomnio.

3 SJ
ZhongZhu
En el plano psíquico, moviliza el Qi y mejora la depresión consecuencia del estancamiento de Qi de Hígado, que se manifiesta con dolores en los hipocondrios y cambios de humor. Es particularmente eficaz combinado con Du20 (BaiHui).

Extremadamente efectivo mejorando la mente cuando la persona está deprimida.

Elimina el Calor del Sam Jiao, regula la función del mecanismo del Qi.

Se utiliza para sordera histérica.

6 SJ
ZhiGou

Elimina el Calor del Sam Jiao y regula el mecanismo del Qi.

Está indicado en casos de afonía repentina, sordera, acúfenos, trismo, disforia.

Tiene buenos efectos para tratar el trismo, afonía repentina, disforia incontrolable, mareo posparto, pérdida del conocimiento.

Asociado con V66+SJ8 puede tratar la mudez repentina.

8 SJ
SanYangLuo

Indicado para sordera súbita, afonía súbita, ganas de estar siempre en la cama.

Asociado con SJ2 trata la sordera repentina

Asociado con SJ6+V66 puede tratar la mudez súbita.

10 SJ
TianJing

Reajusta el mecanismo del Qi, elimina el Calor y disuelve la Flema.

Está indicado en casos de acúfenos, sordera, insomnio, sopor, palpitación, tristeza y melancolía, epilepsia, migraña.

Asociado con V15+Du11 trata la tristeza, melancolía y perturbación.

Asociado con Du20+Du11+SJ2, trata la palpitación.

Asociado con ID8 trata la epilepsia.

13 SJ
NaoHui

Uso parecido al SJ3

16 SJ
TianYou

Seda el calor y elimina la Flema, aclara la mente y agudiza la audición.

Está indicado para sordera súbita, muchos ensueños, mareo, vista borrosa, dolor de cabeza, hinchazón de la cara, rigidez de la nuca, y pesadillas.

18 SJ
QiMai
Elimina el Calor y calma el Viento, tranquiliza el sobresalto y calma la mente. Aclara el Cerebro y agudiza la audición.

Indicado para acúfenos, espasmos infantil, dolor de cabeza, epilepsia, epilepsia infantil con convulsiones y susto.

19 SJ
LuXi
Elimina el Calor y calma el Viento, tranquiliza el sobresalto y calma la mente.

Está indicado para acúfenos, espasmo infantil, epilepsia, insomnio, cefalea.

Zhenjiu JuYing dice que *Luxi* trata los ataques epilépticos y el insomnio.

Asociado con SJ18+Du11 puede tratar ataques epilépticos infantiles.

Baizhengfu afirma: "las convulsiones no puede ser curadas sino por Luxi"

23 SJ
SiZhuKong
Elimina el Calor y diluye la Flema, despeja el Cerebro y Calma el Viento.

Indicado para esquizofrenia, epilepsia, dolor de cabeza, vista borrosa y fotofobia, tic de los párpados.

Trata ataques epilépticos con la mirada hacia arriba y pérdida de conocimiento.

PUNTOS DE INFLUENCIA PSICO EMOCIONAL
PUNTOS EXTRAORDINARIOS

YinTang

Calma la mente y combate la ansiedad.

Despeja el cerebro, calma el Viento, induce la reanimación y tranquiliza el ánimo.

Indicado para insomnio, pesadillas, dolor de cabeza, sensación de cabeza pesada, mareo y vértigo, ansiedad, convulsión infantil, cefalea frontal.

TaiYang

Punto local en el caso de cefaleas por ascenso de Yang Hepático o Fuego Hepático.

Indicado para cefalea, dolor de ojos, ansiedad y nerviosismo

SiShenCong

"Cuatro Mentes Oyendo" se utilizan esencialmente como puntos locales en el tratamiento de la epilepsia.

Despeja el cerebro, calma el Viento y tranquiliza el ánimo.

Indicado para amnesia, insomnio, trastorno del sueño, epilepsia, esquizofrenia, dolor de cabeza, mareo y fotofobia, vértigo, retraso mental.

Zhenjiu Zishengjing dice que, asociado con R1+Du18, trata ataques epilépticos con convulsiones, trismo... etc.

LiNeiTing

Elimina el Calor, diluye la Flema induce la reanimación, calma las convulsiones.

Está indicado para coma y espasmo infantil.

Anmian

Despeja el cerebro, induce la reanimación, tranquiliza el Corazón y calma el ánimo.

Indicado para insomnio, palpitación, epilepsia, esquizofrenia, cefaleas, vértigo.

Punto empírico para el Insomnio.

YaoQi

Elimina el Calor y diluye la Flema, apaga el Viento y calma las convulsiones en los ataques epilépticos.

Está indicado especialmente para la epilepsia.

Trastornos mentales y cefaleas.

ShiXuan

Elimina el Calor, despierta del desmayo, elimina la Flema e induce la reanimación.

Está indicado para coma, epilepsia, desmayo, alta fiebre con convulsiones, entumecimiento en la punta de los dedos, mareo, insolación.

Las formulaciones internas son compuestos de plantas que intentan regular cada fase energética, no basándose en los síndromes en si, sino en la fisiología de cada fase, es decir, sabemos que la función de la fase madera es mantener en buen equilibrio la normal circulación del Qi por dentro de los meridianos, nutrir los ojos, los tendones etc..., en principio lo que intenta regular es su función fisiológica, por ello serán las fórmulas a elegir cuando queremos regular una fase en concreto.

ZHAN-FU
MADERA

CARACTERISTÍCAS DE LA MADERA:

- Crecimiento.
- Ascenso.
- Desplegamiento.
- Desbloqueo.
- Sabor ácido.

Las plantas que se utilizan son las siguientes;

Onagra.
– El aceite de onagra (EPO) contiene un ácido graso esencial, el omega- 6, ácido gamalinolénico (GLA), considerado su ingrediente activo. Se ha estudiado la incidencia del aceite de onagra en una amplia variedad de trastornos, especialmente en aquellos que son

afectados por los productos metabólicos de los ácidos esenciales grasos.

- Interviene en la inhibición de procesos alérgicos, también en la hipersecreción de algunas hormonas y es muy interesante en los síndromes dismenorreicos y en los relacionados con la menstruación.
- Como vemos, todos estos síntomas son típicos de la esfera energética hepática.
- Es anti-tumoral (inhibiendo la anormal proliferación celular).
- Inhibe la inflamación artrítica o la mejora; esto también tiene que ver mucho con el síndrome Bi Viento-humedad.
- Las PG alivian el síndrome premenstrual.
- Y, por último, el ácido gammalinoléico es uno de los responsables del perfecto estado de las uñas, pelo y piel.
- Por todo esto, concluimos que tiene que ver mucho con la fase Madera.

Salvia.
- Los principios activos de la salvia officinalis son: flavonoides (glucósidos de luteolol y apigenol), ácidos fenoles (caféico, clorogénico, rosmarínico), taninos catéquicos (si se tiene almacenada mucho tiempo se transforman en flobafenos inactivos), principio amargo (la picrosalvina: lactona diterpénica), aceite esencial (tuyona: cetona terpénica, y derivados terpénicos: pineno, cineol, borneol libre y esterificado, D y DL alcanfor). Su composición varía según la época de recolección y las subespecies.
- Posee propiedades coleréticas y antiespasmódicas (flavonoides y ácidos fenólicos).
- Es antisudoral, debido a la tuyona que bloquea las terminaciones nerviosas de las glándulas sudoríparas. Las glándulas sudoríparas y los vasos sanguíneos están inervados por fibras simpáticas colinérgicas; el resto son fibras simpáticas adrenérgicas. Por su aceite esencial, la salvia, bloquea a la acetilcolina y, por lo tanto, a las fibras simpáticas colinérgicas por lo que cesa el sudor.
- A dosis terapéutica es emenagoga. También posee acción simpaticomimética, eupéptica, antiinfecciosa, tónica, estimulante y estro-

génica, por su contenido en aceite esencial (tuyona). Es hipoglucemiante, antigonadotrópica, detiene la lactancia, bactericida, antibiótica (picrosalvina) y antioxidante (picrosalvina y ácido rosmarínico).

– Indicada en alteraciones de la menstruación (amenorrea, dismenorrea, leucorrea), menopausia, cansancio psíquico e intelectual,
digestiones lentas, flatulencias, hipotensión y exceso de sudoración.

Citrus reticulata blanco.

– Al igual que la salvia, está muy estudiado y demostrado el efecto a
nivel de desbloqueo energético por lo que es muy interesante a
nivel hepático. Además, está indicado en el estasis de Qi y Xue.

Uncaria.

– Consideramos esta planta muy importante dentro de esta fase por
su cualidades con respecto a los tumores. La OMS, que patrocinó
la Primera Conferencia Internacional sobre *uncaria tomentosa* en
Ginebra (Suiza), concluyó el hecho de que después del descubrimiento de la quinina, ninguna otra planta de la selva húmeda ha
logrado despertar tanto interés como lo hizo esta. El interés se
concentraba sobre todo en los alcaloides ya que, por lo menos,
seis de ellos eran capaces de aumentar el nivel de inmunidad hasta
un 50%. Cinco de los Alcaloides fueron clínicamente documentados por tener efectos contra la leucemia, tumores, úlceras e infecciones y artritis.
– Por ello concluimos que es una planta muy útil sobre todo para
mantener libres los meridianos y que no se produzcan bloqueos.

Alcachofera.

– Planta cultivada en muchos lugares del mundo porque el receptáculo floral es comestible. Pariente cercano del cardo. Se cultiva
intensivamente desde del siglo xv. En papiros egipcios aparecen
personas comiendo alcachofas o cardos. En tiempos de los roma-

nos se consideraba el líquido resultante de hervir hojas de alcachofa como una bebida afrodisíaca, y hasta el XVIII, como el elixir de
la juventud. No se han podido demostrar estas virtudes.

- Componentes: cinarina, taninos, enzimas, azúcares ácidos: cafeoilquínico y dicafeoilquínico, cafeico, linoleico, oleico, pantoténico
ferúlico Vitaminas: A, B y C, Niacina, Ribofamina,Thiamina, B6,
Flavonoide, Mucílago, Inulina, hierro, magnesio, fósforo, potasio...etc.
- Es una planta profiláctica, sus compuestos actúan, casi, en todas
las partes del metabolismo. Su consumo habitual rebaja los porcentajes de muchas enfermedades vinculadas con el hígado y enfermedades hepáticas; favorece la secreción de bilis y ayuda a recuperarse en enfermedades hepáticas: hepatitis, vesícula biliar perezosa,
regenera las células hepáticas, hígado graso, ictericia, colelitiasis e
insuficiencias hepáticas.
- Reduce el nivel de colesterol en la sangre, disminuir la presión
arterial, y previene la arteriosclerosis; en general, previene el riesgo de enfermedad vascular y ayuda a la recuperación en infartos o
anginas de pecho.
- Disminuye la cantidad de azúcar en orina, rebaja el nivel de azúcar
en la sangre y previene y ayuda a combatir la diabetes por lo que
se la puede considerar una planta hipoglucémica
- Por su alto contenido de hierro es un anti-anémico muy efectivo,
así como un revitalizador en los estados de convalecencia, debilidad y raquitismo.
- Es importante en enfermedades circulatorias hepáticas, gota, artritis, obesidad favorece la eliminación de líquidos y toxinas, especialmente el ácido úrico.
- Es anticancerígena: prevención tumoral y como refuerzo para la
mejoría de los procesos cancerosos
- Por todas estas indicaciones, es evidente que su esfera de acción es
la fase Madera.

Fumaria.
- Su alto contenido en fumarina permite la regulación de la actividad hepática y de la vesícula biliar y ayudará a la digestión. Ayuda

también a calmar los espasmos intestinales y mejora los síntomas asociados a las disfunciones hepáticas (cansancio, falta de apetito, jaquecas, nauseas, vómitos...etc.).

- Por esto, vemos claramente su aplicación junto la alcachofera, para promover el buen funcionamiento tanto del hígado como la vesícula biliar.

Equisetum.

- Esta planta será muy interesante por su alto contenido en minerales que fortalecerán el sistema conjuntivo, estando muy relacionada con los tendones. Además, se sabe que es diurética.

Ahora vamos a pasar al estudio de las plantas
desde la visión oriental.

SALVIA

Salvia officinalis
Salvia miltiorrhiza
DAN SHEN

Grupo: Plantas que regulan la sangre.
Subgrupo: Plantas que movilizan y tonifican la sangre en caso de estasis.

Parte utilizada:
- Las hojas.

Propiedades según la M.T.C.:
Naturaleza: Fresca.
Sabor: Amargo .
Tropismo: Corazón, Maestro Corazón, Hígado.

Acción farmacológica según la M.T.C.:

- Abre las vías del agua.
- Abre el orificio puro.
- Activa la circulación de Xue.
  - Tiene un efecto muy importante sobre la zona del pecho.
- Actúa sobre el Maestro Corazón equilibrando el Shen.
- Calma el Shen.
- Desbloquea el Corazón.
- Dispersa el calor en el Corazón e Hígado .
- Dispersa el Yang de Hígado.
- Elimina el estancamiento.
- Enfría la sangre .
- Moviliza la sangre.
- Separa lo puro de los impuro, lo claro de lo turbio.
- Tonifica el Qi de Bazo y Pulmón.
- Tonifica la sangre.* En algunos textos viene descrito que esta planta, utilizada en formulaciones, tiene la particularidad extra de llevar la acción del conjunto, concretamente, hacia el Corazón. Tiene una acción de mensajero.

Acción farmacológica según la fitoterapia occidental:
En la fitoterapia occidental se utilizan principalmente las hojas.

- Antibiótica, antiespasmódica, antiséptica, aperitiva, astringente, carminativa, cicatrizante, colerética, digestiva, disminuye la fiebre, diurética, estimulante uterino, estrogénica, galactógena, hipoglucemiante, reguladora de la menstruación y tónica en general.

EXTERNAMENTE:
- Antiinflamatoria, antiséptica, astringente, y cicatrizante

Indicaciones según la M.T.C.:
- Alteración del Shen.
- Calor en el Corazón.
- Calor en la sangre .
- Exceso de Yang de Hígado.

- Insuficiencia de sangre.
- Síndrome de estasis de Xue:
  - Alteraciones ginecológicas.
  - Coágulos .
  - Forúnculos .
  - Prevención del Ángor.

Indicaciones según la fitoterapia occidental:
En la fitoterapia occidental se utilizan principalmente las hojas.

- Alteraciones hepatodigestivas, alteraciones genitourinarias (amenorrea, dismenorrea, oligomenorrea...etc.), astenia, diabetes, diarrea, espasmos, hipertensión arterial, infecciones, intolerancia a la glucosa, lactancia, mala circulación, meteorismo, poco apetito y varices.

EXTERNAMENTE:
- Aftas, amigdalitis, alteración de la mucosa vaginal, estomatitis, faringitis, heridas, paradontosis y vaginitis.

CITRUS RETICULATA BLANCO

Citrus reticulata blanco
Fructus immaturus
QING PI

Grupo: Desbloqueo de la función *Qi Ji.*

Parte utilizada:
- La piel.

Propiedades según la M.T.C.:
Naturaleza: Tibio.
Sabor: Amargo, Picante .
Tropismo: Hígado, Vesícula biliar y Estómago.

Acción farmacológica según la M.T.C.:
- Desbloquea el Qi de Hígado.
- Disuelve los nódulos.
- Desbloquea el diafragma.
- Elimina el estancamiento.
- Hace circular el *Qi*.
- Promueve el movimiento del *Qi Ji*, especialmente hacia abajo.

Acción farmacológica según la fitoterapia occidental:
- Tumores, quistes, y malas digestiones.

Indicaciones según la M.T.C.:
- Opresión álgida de las dos zonas laterales del pecho, causado por estancamiento de Qi de Hígado.
- Acumulación alimentaria.
- Tumores o quistes por estasis de Qi y Xue.

UNCARIA

UNCARIA RHYNCHOPHYLLA
QOU TENG

   Grupo: Plantas que dispersan el viento y liberan el qi y la xue

Parte utilizada:
- La planta.

Propiedades según la M.T.C.:
Naturaleza: Ligeramente fría.
Sabor: Dulce.
Tropismo: Hígado y pericardio.

Acción farmacológica según la M.T.C.:
- Seda el viento.
- Dispersa el viento de hígado.

Acción farmacológica según la fitoterapia occidental:
- Convulsiones.
- Cefaleas.
- Mareos.
- Vértigos.
  - Generalmente estos síntomas son por el ascenso de Yang de Hígado.

ALCACHOFA

Alcachofa

Parte utilizada:
- La planta.

Propiedades según la M.T.C.:
Naturaleza: Fresca.
Sabor: Dulce, amargo.
Tropismo: Hígado y Corazón.

Acción farmacológica según la M.T.C.:
- Favorece las funciones hepatobiliares.
- Neutraliza las toxinas.
- Hipoglucemiante.
- Favorece la diuresis.
- Nutritiva y estimulante.
- Calma el Shen.
- Nutre el Yin de corazón.
- Refresca.
- Baja el colesterol.

Acción farmacológica según la fitoterapia occidental:
Útil en problemas hepatobiliares, insuficiencias renales, reumatismos, gota, obesidad, celulitis, diabetes, intoxicaciones, ansiedad, nerviosismo, arteriosclerosis y HTA.

COLA DE CABALLO

Equisetum hiemale
MU ZEI

Grupo: Plantas que liberan la superficie.
Subgrupo: Plantas picantes y frías – frescas que liberan la superficie.

Parte utilizada:
- El tallo.

Propiedades según la M.T.C.:
Naturaleza: Fresco.
Sabor: Dulce, Neutro, Amargo.
Tropismo: Pulmón, Hígado.

Acción farmacológica según la M.T.C.:
- Aclara los ojos.
- Dispersa el calor.
- Dispersa el viento – calor.
- Elimina las obstrucciones superficiales del sistema visual.
- Libera la superficie.

Acción farmacológica según la fitoterapia occidental:
- Astringente, cicatrizante, depurativa, detiene las hemorragias, diurética, estimula el sistema inmunitario, fortifica los huesos, nutre el tejido conjuntivo, remineralizante, tonifica el cabello y uñas, tonifica el sistema inmunitario.

Indicaciones según la M.T.C.:
- Ataque de viento – calor exógeno.
- Viento – calor en el meridiano del Hígado que se manifiesta en cabeza y ojos.

- Lagrimeo por viento – calor.

Indicaciones según la fitoterapia occidental:
- Alteraciones genitourinarias con necesidad de aumento de la función diurética, arteriosclerosis, artrosis y prevención, astenia, cálculos renales, consolidación de fracturas, convalecencia, debilidad en el crecimiento de huesos y uñas, diarrea, dismenorrea, dolor ocular, edema, enrojecimiento, gota, hemorragias de diversa índole (epistaxis, hematuria, hemorroidal, metrorragia, etc.), hipertensión arterial, inflamación (ocular, próstata, vías urinarias), oliguria, osteoporosis y prevención, retención de líquidos, reumatismos, ulcus y visión borrosa.

No tomar esta fórmula en;
- Embarazo y lactancia, hiperestrogenismo y sus diversas consecuencias, tratamientos estrogénicos.
- Contraindicada en insuficiencia renal, inestabilidad neurovegetativa.

EXPLICACIONES CON RESPECTO A ESTA FÓRMULA.

La aplicación de esta fórmula nos será muy útil por varias razones. La primera y más importante es saber que la Madera es la fase más afectada por las emociones y, sobre todo, por las frustraciones. Estas, en última instancia, dificultan una de las funciones básicas en la Madera, el QI JI, es decir, el libre movimiento del Qi por los meridianos. Esto es muy importante ya que, si la circulación de la energía por toda la red de meridianos se ve alterada, pueden aparecer toda una serie de síntomas que pueden ir desde ligeras molestias en la zona del bajo tórax hasta alteraciones más graves, pasando por un sinfín de patologías a las que la medicina clásica no sabe, en principio, dar una explicación concluyente. Por ello las engloba muchas veces en enfermedades psicoemocionales, es decir, la típica expresión de "lo que le pasa a usted debe de ser por los nervios", que se dice al no encontrarle ninguna causa física que nos dé una explicación concluyente. Además, si encuentran una causa física muchas veces será en forma de nódulos y quistes o, en el peor de los casos, tumores, ya que si la función de la Madera se ve alterada, se altera la circulación del Qi en los meridianos.

Si esto no se resuelve, se altera la circulación de la Xue y este binomio puede ser el responsable de los nódulos y masas duras que aparecen en diferentes partes del cuerpo. Todas las personas que entiendan de Medicina Tradicional china comprenden que la madera es muy susceptible a las emociones y, sobre todo, a la ira.

Sin profundizar mucho en el tema, sabemos que la ira muchas veces es la hija de la frustración y en esta sociedad, la frustración es, por desgracia, un rasgo emocional muy, pero que muy común. Por ello, muchas veces vemos que el origen de la dolencia de nuestro paciente es no poder superar un conflicto psicológico, bien porque las circunstancias se lo impiden o bien porque no tiene el valor necesario. Como ejemplo podríamos hablar de un jefe que oprime en demasía a nuestro cliente o una situación matrimonial que no es la deseable. Sabemos que la Acupuntura le está ayudando pero, si no resuelve el conflicto, no conseguirá liberarse de la etiología de su mal. Por ello, el Zhan-Fu Madera será útil en este tipo de estrés sostenido pues libera el Qi comprimido, y lo hace circular.

En el caso de la existencia de quistes y nódulos en ovarios, mamás..etc, será una fórmula a tener en cuenta y, por supuesto, indicada en Oncología. Evidentemente, siempre junto al tratamiento facultativo que corresponda, pero esta fórmula le ayudará a tratar la etiología del proceso mórbido. Además, el conjunto completo de la fórmula ayuda a armonizar el Shen hepático: esto, a la larga, puede conseguir que la percepción del problema cambie y sepa cómo afrontarlo mejor.

Además, la formulación de este Zhan-Fu cubre, como todos los demás, todo el espectro físico-energético de la fase Madera.

SHAO YIN DE LA MANO

CARACTERÍSTICAS DEL CORAZÓN
- Sabor amargo.
- Alberga el Shen.

FUNCIONES PRINCIPALES DEL CORAZÓN.

Regular el sistema vascular.
Es decir, los latidos del Corazón están regulados por el Qi de Corazón.
Equilibrio psíquico del corazón.
En este apartado es donde está instaurado el concepto del SHEN.
EL tejido que representa es el arteriovenoso.
En él se engloban las venas y arterias.

En la fase Fuego habrá dos formulaciones distintas.

Una que engloba la función del corazón como órgano.
Esta fórmula se denomina ZHAN-FU FUEGO QI.
Otra que se encarga de la parte emocional de esta fase, es decir, el Shen.
Esta fórmula se denomina ZHAN-FU FUEGO SHEN.

El motivo por el cual existan dos formulas en esta fase es fácil de entender ya que se intenta crear una fórmula que trate el Shen y la función fisiológica del Corazón a la vez era contraproducente. Así pues, no es lógico tratar en algunos clientes los dos aspectos a la vez si no lo necesitan; por ello, en este caso se desarrollaron dos fórmulas.

En el apartado de la diferenciación de síndromes con respecto la fase Fuego podemos encontrar dos divisiones; una, en el campo de la cardiología, es decir, en el funcionamiento de órgano en sí y otro, en el campo de las emociones.

En el primero, el cardiaco, encontramos:
- Xu qi Corazón.
- Xu yan Corazón.
- Agotamiento de Yan de Corazón.

A su vez, este último puede desembocar en los cuatro Bí del Corazón, que son por su naturaleza:
- Estancamiento de Xue.
- Estancamiento de Qi.
- Frío en Corazón.
- Tan en Corazón.

Por ello, se ve la necesidad de crear una fórmula que mejore esta función específica con plantas que sabemos que tienen una acción directa sobre la fase Fuego con respecto al Yang, ZHAN-FU FUEGO QI.

En segundo lugar, encontramos otro campo totalmente diferente que es el emocional con sus correspondientes síndromes:
- Xu yin Corazón.
- Xu xue de Corazón.
- Fuego en Corazón.
- Flema empañando al corazón.
- Flema fuego perturbando al Corazón.

Estos síndromes estarían más acertadamente encuadrados dentro de las disfunciones emocionales.

Antes de profundizar en el estudio de la diferenciación, vale la pena decir que las palpitaciones son un signo muy común en todos los síndromes del Corazón, tanto los emocionales como los físicos; por ello, el espino blanco está en las dos fórmulas.

Como se puede observar, todos los cuadros son de Xu, ya sea de Qi, Yang, Xue, Yin, siempre que aparezca por lo común la presente triada:

- Diseña.
- Opresión.
- Sudor.

POR LO TANTO, LAS PLANTAS INDICADAS PARA MEJORAR LA FASE FUEGO SERÁN:

ZHAN-FU FUEGO QI

A.) Fórmula referente al Qi de Corazón.

- Crataegus oxyacantha.

Está muy indicada en los trastornos del ritmo cardiaco (arritmias, extrasístoles, taquicardias paroxísticas).

En Medicina Tradicional china se usa mucho en los síndromes de insuficiencia de Qi de Corazón, en los que las taquicardias están presentes.

También será el crataegus muy útil en los trastornos cardíacos de etiología nerviosa (palpitaciones, dolores angiosos), pues es un sedante del sistema nervioso simpático y del sistema nervioso central. Por lo tanto, se observa que es un tonificador del Qi Corazón a la vez que también regula el Shen del mismo; estará indicado en espasmos vasculares, arteriosclerosis, prevención de trastornos coronarios,

Es cardiotónico diurético y ligero hipotensor.

- Hamamelis virginiana.

Esta es vaso-protectora, por la acción de la vitamina P. Está indicada en procesos varicosos. La relación que encontramos en este elemento es con referencia al tejido arteriovenoso, por lo tanto todo lo que mejore este tejido estará indicado en este apartado.

Los taninos son los principales constituyentes activos del hamamelis y le confieren un potente efecto astringente. Por ello se ha demostrado que el hamamelis fortalece las venas y tiene efectos antiinflamatorios. Esta es la causa por la que en ocasiones se recomienda para las venas varicosas y las hemorroides.

No se debe tomar en combinación con medicamentos, suplementos u otras hierbas que contengan alcaloides; esto se tiene que tener en cuenta en las formulaciones de esta fase.

- Gingko biloba.

Esta es vasodilatadora periférica y vasoconstrictora a nivel venoso, además de tener la misma acción vasoprotectora de la hamamelis.

También hay estudios recientes que indican que esta planta ayuda la función hepática relacionada con el mantenimiento de las vías sanguíneas despejadas.

De las hojas del Ginkgo Biloba se obtiene un extracto que posee flavonoides (ginkgoloides y heterósidos) que, al ingerirse, aumentan la circulación sanguínea central y periférica; como consecuencia, se hace más eficiente la irrigación de los tejidos orgánicos. Esto beneficia a las personas en edad madura y senil porque sus organismos pierden capacidad para irrigar adecuadamente los tejidos (especialmente el cerebro) y eso provoca la pérdida de memoria, cansancio, confusión, depresión y ansiedad. El consumo Gingko aminora estos síntomas y hace también más eficiente la irrigación en el corazón y las extremidades.

Más investigaciones muestran que estos flavonoides tienen "función antiagregante, es decir, reducen la tendencia de las plaquetas a aglutinarse, disminuyendo así la tendencia a la formación coágulos en las venas y arterias y, por lo tanto, disminuyen el riesgo de una trombosis. Por su función antiagregante, estos flavonoides ayudan en la recuperación de accidentes cerebrovasculares y crisis cardíacas.

Además, estos flavonoides también son efectivos en neutralizar radicales libres que están implicados en el proceso del envejecimiento. Inclusive, tienen una función oxigenadora a nivel cerebral, porque aumentan la utilización de la glucosa y la producción del Adenosín trifosfato.

Actualmente, se han realizado estudios del uso del Ginkgo biloba, como coadyuvante en el tratamiento del mal de Alzheimer.

Ahora vamos a pasar a describir las plantas según la MTch.
ZHAN-FU FUEGO QI.

ESPINO BLANCO

Crataegus oxycantha
SHAN ZHA

Grupo: Plantas que eliminan el estancamiento de alimentos.

Parte utilizada:
Las bayas.

Propiedades según la M.T.C.:
Naturaleza: Ligeramente tibia .
Sabor: Ácido, Dulce.
Tropismo: Bazo - Estómago, Hígado.

Acción farmacológica según la M.T.C.:
Activa la circulación de *Qi – Xue.*
Dispersa el estasis de *Qi – Xue.*
Elimina el estancamiento de alimentos.
Tonifica el estómago.
Mejora las digestiones

Acción farmacológica según la fitoterapia occidental:
En la fitoterapia occidental se usa también las sumunidades floridas y las hojas.

Activa la circulación coronaria, antiespasmódica, antioxidante, cardiotónica, diurética, equilibradora del ritmo cardíaco, estimula la digestión, hipotensora, mejora la nutrición de la musculatura del miocardio, protectora cardiovascular en general, regulariza la tensión arterial, relajante muscular, tonifica y fortalece el tejido conjuntivo.

Indicaciones según la M.T.C.:
Acumulación de alimentos en el Estómago.
Éxtasis de *Qi- Xue*, principalmente de *Xue.*

Tumoraciones uterinas por éxtasis de *Xue.*

Indicaciones según la fitoterapia occidental:
Acumulación de alimentos en el estómago, alteraciones neurovegetativas, alteración del ritmo cardíaco (extrasístoles, palpitaciones, taquicardias, etc.), arteriosclerosis, enfermedades coronarias, esplenomegalia, hepatomegalia, hernia inguinal, hipertensión arterial, indigestión, nerviosismo, prevención de la angina de pecho, relajante muscular.

[Nota] Recomendamos esta planta en esta fórmula por su acción occidental, ya que está más que reconocida su acción sobre la esfera cardiaca.

GINKGO BILOBA

Ginkgo biloba
YIN GUO YE

Grupo: Plantas que tonifican
Subgrupo: Plantas que tonifican el *Qi*

Parte utilizada:
Las hojas.

Propiedades según la M.T.C.:
Naturaleza:Astringente, Neutra.
Sabor: Amargo, Dulce .
Tropismo: Pulmón.

Acción farmacológica según la M.T.C.:
Tonifica el Qi de pulmón.

Acción farmacológica según la fitoterapia occidental:
Analgésica, antiagregante plaquetario, antialérgica, antioxidante, diurética, disminuye la tensión arterial, disminuye las tasas de colesterol, neuroprotectora, protectora de los vasos capilares, vasodilatadora periférico y venotónica.

Indicaciones según la M.T.C.:
Vacío de Qi de pulmón.

Indicaciones según la fitoterapia occidental:
Acúfenos por alteraciones circulatorias, alergias, alteraciones en la función sexual por desequilibrios psicoemocionales, arteriosclerosis, claudicación intermitente, debilidad de los vasos capilares, enfermedades o alteraciones cerebrovasculares (cefaleas, demencia senil, enfermedad de

alzheimer, falta de concentración, poca memoria, vértigo... etc.), enfermedades o alteraciones coronarias (angina de pecho), flebitis, hemorroides, hipercolesterolemia, hipertensión arterial, lucha contra los radicales libres, pies fríos, y varices

[Nota] Recomendamos esta planta en esta fórmula por su acción occidental.

No tomar esta formula en:
Embarazo y lactancia.
Cuando se toman benzodiazepinas.
Heterósidos cardiotónicos.
Anticoagulantes.

EXPLICACIONES CON RESPECTO A ESTA FÓRMULA:

Esta fórmula esta diseñada para mejorar el campo energético del corazón, ya que sabemos que es un órgano afectado por el estrés; será interesante protegerlo, de ahí la combinación de estas tres plantas.

ZHAN-FU FUEGO SHEN

B.) Formulación destinada a tratar el desarreglo emocional del SHEN.

-Valeriana.

Es una planta reequilibrante del sistema nervioso, antiespasmódica y sedante, por lo tanto baja el Fuego de Corazón. Es muy usada como relajante muscular por tener acción sobre los terminales nerviosos.

Es uno de los grandes fármacos para el equilibrio nervioso. Se usa mucho como sedante y calmante en el histerismo, manifestaciones neurasténicas (insomnio, neurosis, calambres abdominales, hiperexcitabilidad... etc.), en las alteraciones menopausicas y como antiespasmódico.

Vemos que es muy interesante es estados de ansiedad, insomnio, taquicardia, depresión, hipertensión arterial, cefaleas, colon irritable, gspasmos gastrointestinales, Gastralgias, convulsiones infantiles y epilepsia, dismenorrea, asma y broncoespasmo de origen nervioso.

- Hyperico.

Es un buen antidepresivo, y sedante, calma el Shen a medio y largo plazo. Es evidente que con esta planta hay que tener la precaución debida sobre todo si el paciente sufre de depresiones con fases maniacas de las que está siendo tratado con litio. En estos casos, no sería recomendable suministrar esta fórmula.

El Hypericum perforatum, es el antidepresivo botánico más usado y estudiado. Se sabe que esta planta alivia las depresiones leves y moderadas, con la eficacia de los antidepresivos farmacológicos.

Numerosas investigaciones en Alemania y Austria, confirman que un 60-80 por ciento de las personas deprimidas mejoran al tomar hipérico durante un mes.

El mayor estudio efectuado para comprobar la eficacia de esta hierba, efectuado en la universidad germana de Giessen y publicado en el British Medical Journal, concluye que el extracto de hipérico es tan eficaz para tratar la depresión como los antidepresivos convencionales y sin ocasionar sus efectos secundarios (insomnio, pérdida de peso, disfunciones sexuales).

Para muchos expertos, la medicina terminará por incorporar el hipérico a la primera línea de batalla en el tratamiento de la depresión, incluso en los casos severos, junto a las terapias farmacológicas habituales.

¿CÓMO MEJORA EL ÁNIMO?.

Los distintos componentes vegetales del hipérico, como la hipericina, la pseudohipericina y los flavonoides, y muchas otras sustancias activas que aún no se han estudiado, ejercen un efecto benéfico en la actividad bioquímica de distintos sistemas orgánicos, fortaleciendo el ánimo y las defensas inmunológicas y ayudando a aliviar distintos trastornos del cuerpo y la psique.

Al igual que la fluoxetina (Prozac), el hipérico "engaña" al cerebro haciéndole creer que tiene más serotonina, una sustancia cerebral que ayuda a mantener un buen ánimo y la estabilidad emocional, cuyo nivel se reduce en la persona deprimida, causándole inestabilidad, irritabilidad, tristeza y ansiedad.

Además, esta planta reduce débilmente la acción de otra enzima cerebral, la monoaminooxidasa (MAO) que destruye la serotonina y otras sustancias similares, ayudando indirectamente a aumentar la cantidad de serotonina y mejorando el humor.

Asimismo, el hipérico disminuye la producción de interleucinas, unas sustancias intermediarias entre las células del sistema inmunitario cuyo exceso sobreactiva, desajusta y confunde a las defensas orgánicas, bajando la protección contra las infecciones y enfermedades y causando una sensación de malestar emocional.

Además, es analgésica (es uno de los remedios más antiguos para aliviar tanto el malestar y el dolor de la menstruación, como los síntomas del síndrome premenstrual) y sedante (además de eliminar la ansiedad y la excitación nerviosa, puede regularizar el sueño, aliviando el insomnio y la hipersomnia, sobre todo en las personas deprimidas).

Esta hierba también tiene cualidades antiespasmódicas (puede ser útil para tratar los espasmos gastrointestinales, el síndrome del colon irritable, el asma bronquial) y antimicrobianas (uno de sus componentes, la hipericina, es muy activo contra los virus del herpes simple, la gripe y la mononucleosis) y distintas bacterias patógenas (causantes de infecciones de la garganta y el oído, las vías urinarias y el aparato digestivo).

- Crataegus oxyacantha.
Consultar zhan-fu fuego qi.

- Levadura de cerveza.
Por su alto contenido en vitaminas del grupo B, estarán muy indicadas en esta fase.
Sabemos que muchas de estas vitaminas equilibran el sistema nervioso.

- Pasiflora.
Estará indicada para mejorar el sueño y a la vez es sedante.
La parte aérea de la planta es rica en numerosas sustancias(flavonoides, fenoles, aceites esenciales) a las que se le atribuye en conjunto su acción sedante.
Sedante, antiespasmódica, analgésica.

Es uno de los mejores remedios contra el insomnio ya que provoca un sueño natural y reparador.

También indicada en nerviosismo, ansiedad, palpitaciones, migrañas y tensión alta de origen nervioso.

- Ziziphus Jujuba.
Esta tonifica el Yin de Corazón, lo que los chinos llaman "alma del espíritu".

Ahora vamos a pasar a describir las plantas según la MTch.
ZHAN-FU FUEGO SHEN.

VALERIANA

Valeriana officinalis
XIE CAO

Grupo: Plantas que calman el Shen.

Parte utilizada:
La raíz seca.

Propiedades según la M.T.C.:
Naturaleza: Tibia.
Sabor: Amargo y Picante .
Tropismo: Corazón y Maestro Corazón.

Acción farmacológica según la M.T.C.:
Calma el Shen.

Acción farmacológica según la fitoterapia occidental:
Antiespasmódica, relajante muscular y sedante.

Indicaciones según la M.T.C.:

Shen alterado con manifestaciones relacionadas: insomnio, ansiedad, nerviosismo, palpitaciones... etc.

Síndrome de Bi por traumatismo.

Indicaciones según la fitoterapia occidental:

Ansiedad, cefaleas tensionales, contracturas musculares, espasmos gastrointestinales o gastralgias asociadas a nerviosismo o estrés, insomnio y nerviosismo

HYPERICO

SAN JUAN
MOHANLIAN

Grupo: Nutre Yin, enfría la Xue.

Parte utilizada:
Planta.

Propiedades según la M.T.C.:
Naturaleza: Fría.
Sabor: Dulce, ácida.
Tropismo: Hígado y riñones.

Acción farmacológica según la M.T.C.:
Nutrir el Yin.
Enfriar la Xue.
Calma el Shen.

AZUFAIFO

Zizyphus jujuba
DA ZAO

Grupo: Plantas tonificantes.
Subgrupo: Plantas que tonifican el *Qi.*

Parte utilizada:
Los frutos.

Propiedades según la M.T.C.:
Naturaleza: Tibia.
Sabor: Dulce.
Tropismo: Bazo – Estómago.

Acción farmacológica según la M.T.C.:
Armoniza y equilibra el centro.
Armoniza y equilibra las funciones y las fórmulas
Calienta los meridianos.
Calma el *Shen*.
Protege al *Qi* defensivo y al *Qi* nutritivo.
Regula la acción de otras sustancias.
Tonifica la sangre.
Tonifica el Bazo – Estómago.
Tonifica el *Qi* del Recalentador medio.

Acción farmacológica según la fitoterapia occidental:
En la fitoterapia occidental se utiliza también las hojas y la corteza de las ramas.
Astringente (corteza y hojas), complemento alimentario por su riqueza en vitaminas y minerales (fruto), e hipoglucemiante (hojas).

Indicaciones según la M.T.C.:
Frío en los meridianos.
Shen alterado, agitado.
Vacío o debilidad de Bazo – Estómago.
Vacío de *Qi*.
Vacío de *Xue*.

Indicaciones según la fitoterapia occidental:
Convalecencia, diabetes, diarrea.

EXPLICACIONES CON RESPECTO A ESTA FÓRMULA:

Evidentemente, esta fórmula será hoy por hoy de las más utilizadas pues el prin- cipal mal de la sociedad son los desórdenes emocionales. Por ello, como complemento a las terapias, esta fórmula será muy útil.

No tomar esta fórmula en:

Embarazo y lactancia.

Toma de drogas.

Úlceras de estómago.

Tratamientos de litio farmacológico; no pasa esto con el litio usado en oligoterapia.

Anticoagulantes.

Parásitos intestinales.

TAI YIN DEL PIE

FUNCIONES PRINCIPALES DEL BAZO:

- Absorción y distribución de los nutrientes.
- Hematopoyesis y génesis del Qi.
- Hemostasis.
- Relación del Bazo con los líquidos.
- Relación con los tejidos y los músculos.

POR LO TANTO, LAS PLANTAS INDICADAS PARA MEJORAR LA FASE TIERRA SERÁN:

- Regaliz.

La palabra regaliz viene del griego, de las voces "rhisa", que significa raíz y "glyks ó glukus", que significa dulce. El regaliz es uno de los con- dimentos más antiguos.

Es buena en pirosis, úlcera gastroduodenal, gastritis, espasmos gastrointestinales, dispepsias, meteorismo y gases, estreñimiento, bronquitis, asma y artritis reumatoide.

- Papaya.

Aquí su función será relacionada con la asimilación de los alimentos (por todo el aporte enzimático de esta fruta); por lo tanto, mejorará la función de la fase Tierra en lo que al transporte y transformación de alimentos se refiere.

- Coriandros.

Esta planta será muy beneficiosa a la hora de las digestiones.

Aparte del uso culinario, muchas culturas lo usan como medicamento o remedio casero, atribuyéndole propiedades estimulantes, antiespasmódicas y estomacales.

-Zengiber.

Esta planta se utiliza mucho en farmacopca china y está muy indicada en la Xu Yan de Bazo.

El gengibre estimula los receptores termosensibles del estómago y provoca una sensación de calor a nivel gástrico, aumenta el peristaltismo de los intestinos, así como el tono de su musculatura. Se ha empleado en la flatulencia habitual, las náuseas y en casos de dolores y cólicos del estómago e intestinos.

- Cola de Caballo.

De esta planta ya hemos hablado en la fase Madera.

- Alfalfa.

La alfalfa, además de ser polivitamínica, tiene grandes cantidades de vitamina K y, por lo tanto, mejora mucho la función antihemorrágica que también está a cargo el elemento Tierra.

La alfalfa es una excelente planta forrajera que proporciona elevados niveles de proteínas, minerales y vitaminas de calidad.

Su valor energético también es muy alto estando relacionado con el valor nitrogenado del forraje.

Además es una fuente de minerales como: calcio, fósforo, potasio, magnesio, azufre... etc.

Los elevados niveles de ß-carotenos (precursores de la vitamina A) influyen en la reproducción de los bovinos.

REGALIZ

Glycyrrhiza glabra
Glycyrrhiza uralensis
GAN CAO

Grupo: Plantas tonificantes.
Subgrupo: Plantas que tonifican el *Qi*.

Parte utilizada:
La raíz

Propiedades según la M.T.C.:
Naturaleza: Neutro.
Sabor: Dulce.
Tropismo: Corazón, Bazo – Estómago, Pulmón principalmente.
De todas formas, tiene un tropismo especial hacia los 12 Jing – luo y los 12 Zang - Fu

Acción farmacológica según la M.T.C.:
Activa la producción de líquidos orgánicos
Armoniza el cielo posterior .
Armoniza y fortifica el *Qi* nutritivo y el *Qi* defensivo.
Armoniza y equilibra las funciones y las fórmulas.
Calma el dolor.
Al igual que la variedad *Zhi Gen Cao*
* Lo encontramos en diversas formulaciones como armonizador y cuando existe un componente de dolor
Calma el *Shen*.
Detiene el dolor en el síndrome de *Bí*.
Dispersa el fuego y el fuego tóxico.

Elimina el calor y el calor tóxico.

Elimina la *energía perversa* de los *Zang – Fu*.

Elimina el *Tan – humedad*.

Equilibra, armoniza y calienta el Recalentador medio.

Hidrata – humedece los Pulmones.

Tonifica el *Qi*.

Tiene una acción importante sobre el *Qi* de Pulmón.

Tonifica el *Qi* de Corazón.

Hay una forma de elaboración especial que es la planta tostada con miel (Zhi Gan Cao). De esta forma actuaría sobre síntomas de Corazón tales como palpitaciones, disnea, opresión de tórax... etc.

Tonifica el *Qi* de Bazo – Estómago .

Tonifica secundariamente la sangre de Hígado.

* Esta planta tiene una acción muy importante como moderadora de la acción de otras plantas evitando efectos muy fuertes y disminuyendo su toxicidad. Esta planta armoniza las fórmulas. Está considerada como un equilibrador o armonizador tanto de las formulaciones como del organismo en general y, más específicamente, del *cielo posterior*.

Acción farmacológica según la fitoterapia occidental:

Adaptógena, analgésica, alivia el dolor, antiácida, antialérgica, antiartrítica, antibacteriana, antiespasmódica, antiinflamatoria, antiulcerosa, antitusiva, antivírica, carminativa, desintoxicante, digestiva, expectorante, elimina toxinas (desintoxica), fitoestrogénica., hipocolesterolemiante, tonifica la corteza suprarrenal y el cortisol endógeno

Indicaciones según la M.T.C.:

Armoniza las formulaciones o la acción de ciertas fórmulas.

Shen alterado por vacío.

Síndromes de *Bí* (dolor).

Vacío de *Qi* de Bazo – Estómago .

Vacío de *Qi* de Corazón.

Vacío de *Xue*.

Cefaleas por exceso de *Yang* de Hígado

Dolor de garganta con amigdalitis muy hinchadas

Lumbalgia por invasión de frío – humedad en el meridiano de la Vejiga

Indicaciones según la fitoterapia occidental:

Acidez de estómago, alergias, alteraciones ginecológicas (amenorrea, dismenorrea, síndrome menopáusico, síndrome premenstrual, oligomenorrea...etc.),artritis reumatoidea, asma. Bronquitis, cansancio, convalecencia, dolor abdominal por espasmos de estómago o intestinos, dolores musculares por contracturas, espasmos gastrointestinales, estreñimiento, molestias en la garganta, forúnculos, inflamaciones, gastritis, gripe, hinchazón abdominal, hipercolesterolemia, inflamaciones, reflujo gastroesofágico, resfriado, rigidez, ulcus y tos.

PAPAYA

Grupo: tonifican el Qi.

Parte utilizada:
Los frutos.

Propiedades según la M.T.C.:
Naturaleza:Neutra ligeramente fresca.
Sabor: Dulce, ligeramente amargo.
Tropismo: Estómago.

Acción farmacológica según la M.T.C.:
Refuerza el Bazo-Estómago.
Favorece la producción de leche.
Elimina las lombrices intestinales.
Seca la humedad.
Lubrica los Pulmones.

Acción farmacológica según la fitoterapia occidental:
Analgésica, antiespasmódica, antiinflamatoria, antiparasitaria, aperitiva, bactericida, carminativa, estrogénica, favorece la diuresis, favorece la exteriorización (erupciones), favorece la sudoración y fungicida.

Indicaciones según la fitoterapia occidental:
Dolor de estómago, lombrices intestinales, lactancia, tos, eccemas y reumatismos sensibles a la humedad.

CORIANDRO
CILANTRO

Coriandrum sativum
HU SUI

Grupo: Plantas que liberan la superficie.
Subgrupo: Plantas picantes y templadas - tibias que liberan la superficie.

Parte utilizada:
La planta.
Los frutos.

Propiedades según la M.T.C.:
Naturaleza: Tibio.
Sabor: Picante.
Tropismo: Bazo - Estómago, Pulmón, Hígado.

Acción farmacológica según la M.T.C.:
Abre las vías de agua.
Activa la libre circulación de *Xue* (sangre).
Dispersa viento – frío.
Elimina la humedad.
Favorece la digestión.
Libera la superficie.

Acción farmacológica según la fitoterapia occidental:
Analgésica, antiespasmódica, antiinflamatoria, antiparasitaria, aperitiva, bactericida, carminativa, estrogénica, favorece la diuresis, favorece la exteriorización (erupciones), favorece la sudoración y fungicida.

Indicaciones según la M.T.C.:
Acumulación de *Tan – Humedad*.
Ataque de energías perversas exógenas (viento – frío).
Estasis de *Xue*.

Primera fase del sarampión por ataque de viento – frío (aplicación interna y tópica).

Indicaciones según la fitoterapia occidental:
Alteraciones digestivas (anorexia, gastroenteritis, meteorismo...etc.), alteraciones genitourinarias (amenorrea, infección de orina... etc.), espasmos de la musculatura lisa y estriada y dolores reumáticos.

JENGIBRE SECO

Zingiber officinale
GAN JIANG

Grupo: Plantas que calientan el interior y expulsan el frío al exterior.

Parte utilizada:
La raíz.

Propiedades según la M.T.C.:
Naturaleza: Caliente.
Sabor: 　　　　　Picante .
Tropismo: 　Corazón, Bazo – Estómago, Pulmón.
Tiene un tropismo especial hacia el Bazo.

Acción farmacológica según la M.T.C.:
Activa la circulación de *Xue – Qi*.
Calienta el Bazo – Estómago (Recalentador medio).
Calienta el interior.
Calienta el Pulmón.
Calienta el Riñón.

Calienta el Útero.

Calienta los meridianos.

Desintoxica , neutraliza los tóxicos.

Dispersa el frío.

Dispersa el viento – frío – humedad .

Disuelve, elimina y seca el *Tan – humedad.*

Previene el colapso de Yang.

Tonifica el *Yang* de Bazo – Estómago.

Acción farmacológica según la fitoterapia occidental:

Analgésica, antibiótica, antiespasmódico, antipirética, aperitiva, carminativa, colagoga, detiene las hemorragias, estimulante del peristaltismo intestinal, expectorante, favorece la transpiración, hipoglucemiante, hipolipemiante, laxante, mareo del viajero, náuseas, regenera la mucosa del estómago, tónica digestivo, tónica vascular y tonifica la musculatura intestinal.

Indicaciones según la M.T.C.:

Acumulación de Tan – frío – humedad en los Pulmones.

Sensación de frío en la parte superior de la espalda, asma, tos con esputo claro y abundante.

Colapso de *Yang.*

Sudor frío y espontáneo, extremidades frías.

Frío al Bazo – Estómago (recalentador medio). Puede ser por ataque de frío externo o por vacío de *Yang.*

Sensación plenitud, distensión en el epigastrio y región abdominal, dolor abdominal, vómitos, nauseas, diarrea, poco apetito, con sensación de frío.

Frío en los meridianos.

Frío en los Pulmones o *Tan – frío* en el Pulmón.

Vacío de *Yang* de Bazo – Estómago con sensación de frío.

Dismenorrea por frío en el útero y estasis.

Edemas.

Hemorragias por insuficiencia y frío:

Hematemesis.
Metrorragias.
Lumbalgia por invasión de frío – humedad en el meridiano de la Vejiga.

Indicaciones según la fitoterapia occidental:
Alteraciones hepatodigestivas, arteriosclerosis, diabetes, estreñimiento, flatulencias, hipercolesterolemia, intolerancia a la glucosa, úlcera gastroduodena, meteorismo, nauseas, poco apetito y vómitos por frío.

ALFALFA

Medicago sativa
MU SU

Grupo: Plantas que eliminan las orinas y la humedad.
Subgrupo: Plantas que favorecen la eliminación de orina.

Parte utilizada:
La planta entera.

Propiedades según la M.T.C.:
Naturaleza: Neutro.
Sabor: Dulce.
Tropismo: Bazo – Estómago, Intestino Grueso, Intestino delgado.

Acción farmacológica según la M.T.C.:
Armoniza el Bazo – Estómago.
Mejora el funcionamiento del ID de absorción y de mejorar lo puro de lo impuro.
Mejora la función de evacuación del intestino grueso.

Acción farmacológica según la fitoterapia occidental:
En la fitoterapia occidental se utilizan las sumunidades aéreas
Estrogénica, hipolipemiante, remineralizante, antihemorrágica, alcalinizante de la sangre.

Indicaciones según la M.T.C.:
Desarmonía o debilidad del Bazo – Estómago.
Mejora la funcionalidad del Intestino delgado y grueso.

Indicaciones según la fitoterapia occidental:
Edemas, hipercolesterolemia, acidosis metabólica, hemorragias, avitaminosis y climaterio.

No se recomienda la utilización de esta formula en casos de:
Embarazo y lactancia.
Úlceras gastroduodenales.
Vacío de *Yin* con síntomas de calor.

TAI YIN DELA MANO

PULMÓN/INTESTINO GRUESO.

FUNCIONES A NIVEL PULMONAR:

- Control de la regulación del Qi.
- Regulación y drenaje de los líquidos:
- Control del Pulso y masa sanguínea:
- En el Pulmón se alberga el WEI QI.

POR LO TANTO, LAS PLANTAS INDICADAS PARA MEJORAR LA
FASE METAL SERÁN:

En principio vamos a buscar plantas que tonifiquen el qi vital, también buscaremos plantas que fortalezcan las funciones del bazo y pulmón, ya que el bazo junto con el pulmón son los dos órganos según la
fisiología china generadores del Qi y Xue.

- Panax ginseng.

Este tonifica el Bazo y Pulmón y crea líquidos, aparte de incrementar las defensas. Por lo tanto, estará indicada para mejorar muchas funciones de este órgano. Es sobrada la bibliografía de esta planta, destacando su función adaptógena.

Ginseng ha sido utilizado tradicionalmente contra la fatiga y como tónico general para dar vigor a varios sistemas corporales. Científicos rusos acuñaron el término adaptógeno para describir una hierba o sustancia que puede aumentar la resistencia del cuerpo hacia el agobio y que promoviera mayor vigor a la persona que lo consumiera. Por lo tanto, el ginseng coreano, junto con el ginseng americano, se han considerado como hierbas "adaptógenas". Los ingredientes activos presentes en al planta pueden estimular el sistema inmunitario (de defensa) del organismo por lo que el ginseng pudiera jugar un papel en el tratamiento o prevención de algunos tipos de cáncer, aunque falta aún mucha investigación clínica para confirmar esto. Esta especie también puede disminuir el nivel de azúcar en la sangre, por lo que puede ser útil en el tratamiento de la diabetes tipo 2, aunque solo bajo supervisión médica. El Ginseng ha sido utilizando para tratar la impotencia masculina y el decaimiento del sedeo sexual, aunque no todos los experimentos clínicos han sido positivos al respecto. Esta planta puede ser promisoria, en dosis bajas, como tónico general para personas ancianas.

- Equinácea o echinacea.

Esta planta está indicada para aumentar el sistema inmunológico, por lo tanto mejorará el WEI XI.

Estudios científicos modernos realizados en Europa han demostrado que la raíz de la equinácea posee propiedades antivirales. Sin embargo, su principal acción es como estimulante del sistema inmunológico. Este efecto se debe aparentemente a la presencia de ciertas sustancias conocidas como polisacáridos. En Alemania, la equinácea se ha convertido en uno de los remedios más utilizados contra los catarros y la influenza. En adición, la equinácea ayuda a sanar heridas, en el tratamiento de infecciones de los oídos, en la sinusitis, el herpes e infecciones vaginales y de la vejiga. Algunos estudios de laboratorio sugieren que la equinácea posee una acción antitumoral, por lo que podría ser beneficiosa en el cáncer. Sin embargo, esto no ha sido comprobado en estudios llevados a cabo en seres humanos.

-Alfalfa.

[Nota] La alfalfa ya está desarrollada en el apartado anterior.

- Pimienta.

Esta planta pose el sabor por excelencia del Pulmón y además lo toni-fica, ayuda a digerir las comidas pesadas y previene los resfriados.

Pasemos ahora a la descripción desde la visión oriental.

GINSENG COREANO

Panax ginseng
REN SHEN

Grupo: Plantas tonificantes.
Subgrupo: Plantas que tonifican el *Qi*.

Parte utilizada:
La raíz.

Propiedades según la M.T.C.:
Naturaleza: Tibio, neutra.
Sabor: Ligeramente amargo, dulce .
Tropismo: Corazón, Bazo, Pulmón.

Acción farmacológica según la M.T.C.:
Activa la producción de *Jin Ye*.
Armoniza y fortalece el *Qi* nutritivo y el *Qi* defensivo.
Asciende el *Qi*.
Calma el *Shen*.
Promueve la producción de líquidos corporales (*Jin Ye*).
Promueve la función de Transporte – Transformación del Bazo – Estómago.
Tonifica el *Qi* en general.
Tonifica el *Qi* de Bazo y Estómago .

Acción muy importante sobre equilibrar y fortalecer el *centro*.

Tonifica el *Qi – Xue*.

Tiene un efecto prioritario sobre el Corazón.

Secundariamente a la tonificación del *Qi* de Corazón se tonifica el *Yin* de Corazón.

Tonifica el *Qi* Pulmón .

Tonifica el *Jing* a través de la tonificación del Cielo Posterior.

Tonifica el Recalentador medio.

Tonifica el *Yang*.

Tonifica el *Yuan Qi*.

Incontinencia urinaria por vacío de *Qi*.

Previene el colapso por huida de *Qi*.

Acción farmacológica según la fitoterapia occidental:

Adaptógena, afrodisíaca, antioxidante, calma la sed, estimulante nervioso, estimulante del sistema inmunitario, fitoestrogénica, hipertensora, hipocolesterolemiante, hipoglucemiante, tónico cardíaco, tónico general.

Indicaciones según la M.T.C.:

Debilidad de *Qi* hace que no pueda controlar la sangre.

Debilidad del Recalentador medio.

Debilidad del *Wei Qi*.

Hundimiento de *Qi*.

Lesión del *Jin Ye*.

Pérdida de la función de Transporte – Transformación del Bazo – Estómago.

Shen alterado.

Vacío de Jing de riñón a través de la tonificación del Cielo Posterior.

Vacío de *Qi* de Bazo.

Vacío de *Qi* de Pulmón .

Vacío de *Qi – Xue*, y principalmente de Corazón.

Vacío de *Yin* de Corazón.

Diarrea, vómitos con pérdida de apetito, plenitud epigástrica (por insuficiencia de Bazo – Estómago).

Prevención de colapso por insuficiencia de *Yuan Qi*.

Indicaciones según la fitoterapia occidental:
Ansiedad, asma, convalecencia, debilidad del sistema inmunitario, deshidratación, diabetes, eyaculación precoz, fatiga, frigidez, gripe, hipercolesterolemia, impotencia, insomnio, intolerancia a la glucosa, lucha contra los radicales libres, mala memoria, palpitaciones y resfriados.

PIMIENTA NEGRA

Piper nigrum
HU JIAO

Grupo: Plantas que calientan el interior y expulsan el frío al exterior.

Parte utilizada:
Las semillas.

Propiedades según la M.T.C.:
Naturaleza: Picante.
Sabor: Caliente.
Tropismo: Estómago, Intestino Grueso, Riñón, Hígado.

Acción farmacológica según la M.T.C.:
Activa la circulación de *Xue*.
Calienta el interior.
Calienta los meridianos.
Calienta el Recalentador medio.
Elimina la humedad.
Expulsa el frío.

Acción farmacológica según la fitoterapia occidental:
Antiálgica, favorece la transpiración, neutraliza las toxinas.

Indicaciones según la M.T.C.:
Acumulación de *Tan – humedad*.

Éxtasis de *Qi – Xue*.

Frío en el estómago.

Frío interno.

Frío en los meridianos.

Indicaciones según la fitoterapia occidental:

Diarrea, fiebre, gripe, frío interior, náuseas, programas de desintoxicación, resfriados y vómitos

No se recomienda la utilización de esta formula en casos de:

Calor.

Embarazo.

Exceso de *Yang*.

Hipertensión arterial .

No debe tomarse café, té o nabo durante la administración del ginseng.

SHAO YIN DEL PIE

RIÑÓN/VEJIGA

FUNCIONES RENALES:

- Almacenamiento sustancia basal, (ENERGÍA VITAL).
- Regulación de los líquidos.
- Control de la ventilación pulmonar por los riñones.
- Relación con los tejidos.
- Oreja.

POR LO TANTO, LAS PLANTAS INDICADAS PARA MEJORAR LA FASE AGUA SERÁN:

- Panax ginseng.

Explicada en el apartado anterior.

– Soja Negra.

Es un buen complemento de fosfolípidos; ésta mejora el metabolismo en general, la coagulación de la sangre, la percepción visual, la función neurotransmisora, la biosíntesis de PG y la reproducción sexual.

La lecitina es un complejo natural de fosfolípidos presentes en numerosas estructuras del organismo, especialmente en las membranas celulares.

También se halla en el cerebro, en los espermatozoides y en las células que están en vía de desarrollo o reproducción.

La lecitina facilita la digestión y la absorción intestinal de las grasas.

La lecitina también favorece la solubilización y el transporte de colesterol, reduciendo el riesgo de acumulación sobre las paredes arteriales (arteriosclerosis).

Salva al hígado de posibles trastornos por ingestión de bebidas alcohólicas, abuso de tabaco, grasas, mejorando los estados de obesidad. También mejora el rendimiento intelectual y la memoria

– Polen.

Este es rico en aminoácidos, y vitaminas como A,C,D,E ácido fólico, biotina y minerales, lo cual tonificara la esfera Yin de Riñón.

Gracias a su alto porcentaje en hidratos de carbono, el polen es un complemento alimenticio ideal en periodos de escasa energía. Contiene un 20% de proteínas (indispensables para el buen funcionamiento del organismo) y un gran número de minerales y oligoelementos que ayudan a la función celular, muscular y esquelética. Su aporte en vitamina A lo hace un aliado en fases de crecimiento y la vitamina B equilibra el sistema nervioso.

Desde hace siglos, la medicina empírica ha atribuido al polen múltiples virtudes, igual que los agricultores, que conocen muy a fondo la importancia del polen en la vida de la colmena. Representa el principal alimento de las abejas; de ahí que se conozca por el "pan de las abejas".

Pero incluso ante tales constataciones, la idea de que el polen pudiera ser de interés en dietética es relativamente reciente. Su estudio y análisis sistemático se remonta a pocas decenas de años a partir de trabajos como los de los doctores Loureaux, Lenormand y Laurizio. Así, a través de estudios en animales y en el hombre, se ha llegado a conocer el polen y sus características mas genéricas. Se ha puesto en evidencia que es totalmente inocuo y se ha constatado el efecto acelerador del crecimiento, una acción sobre la reproducción y la existencia efectiva de sustancias antibióticas activas.

Sus virtudes nutritivas, enérgicas y metabólicas ya no se ponen en duda. Se destacan especialmente las siguientes:

Un aumento de las tasas de hemoglobina en sangre en las anemias, sobre todo en las infantiles.

Una rápida recuperación de peso en las personas muy delgadas.

Un aumento en la vitalidad en general.

– Alfalfa.
Ya desarrollada en el apartado anterior.

– Ortiga verde.
Ésta también es rica en vitaminas, B2,B12,C, calcio y es diurética.

Las hojas y la planta fresca contienen clorofila, sales minerales (hierro, calcio, sílice, potasio y manganeso) que le confieren propiedades remineralizantes, reconstituyentes, antianémica y antiateromatosa.

Además, posee sales minerales, ácidos orgánicos (fórmico, acético), histamina, acetilcolina y taninos responsables de su acción diurética, favorece la eliminación de ácido úrico, colagoga, depurativa (se suele utilizar en caso de alergias a moluscos u crustáceos marinos), antihemorragica, astringente, antirreumático, antigotoso, galactógena e hipoglucemiante.

La raíz es muy rica en taninos que le confieren una acción astringente. En forma de extracto alcohólico se utiliza en el adenoma de próstata, ya que mejora los trastornos miccionales en la hipertrofia benigna de próstata.

Indicada en anemias, raquitismo, astenia, hemorragias (epistaxis, hemoptisis, metrorragias, etc), reumatismo, gota, hiperuricemia, dermatosis, edemas, curas depurativas, prevenir la arteriosclerosis, oligurias, obesidad, diabetes, vaginitis... etc.

– Fucus.
Esta alga está indicada por su sabor salado que es el del elemento Agua, además de ser rica en Yodo, que mejora las funciones endocrinas

del tiroides. También es diurética, por lo que mejorará la transformación de orina del riñón.

Esta alga nos beneficiara en la evacuación de líquidos y, por lo tanto, en la regulación de los mismos y así disolverá la humedad que tanto perjudica al bazo. Además, posee muchas vitaminas y un elemento muy importante en la función metabólica del cuerpo, el Yodo, el cual interviene en la glándula tiroidea que, a su vez, interviene en la función metabólica del elemento tierra.

Es conocida por propiedades anticelulíticas y antiobesidad.) Debe sus propiedades a varios principios activos como el ácido algínico y otros mucílagos, como la fucoidina, la laminarina y diversos carotenoides (factores provitamínicos).

– Tiene aceites esenciales y vitaminas A, B1, C, E y pequeñas cantidades de B12; sales minerales, especialmente iodo, potasio, bromo, sodio, magnesio, hierro, manganeso, cloro, fósforo, azufre y silicio, proteínas y lípidos.

Pasemos ahora a la descripción desde la visión oriental.

El Ginseng ya ha sido explicado en el apartado anterior.

SOJA NEGRA
Soja Negra.

Grupo: Tonifican el Yin.

Parte utilizada:
Las semillas.

Propiedades según la M.T.C.:
Naturaleza: Neutra.
Sabor: Dulce.
Tropismo: Riñón, Hígado.

Acción farmacológica según la M.T.C.:

Tonifica el yin de Hígado.

Tonifica y mueve la Xue.

Activa la circulación de *Xue*.

Aclara la vista.

Calma el Shen.

Indicaciones según la M.T.C.:

Lumbalgias por Xu Yin de Riñón.

Indicaciones según la fitoterapia occidental:

Lumbalgia, fiebre vespertina, enuresis nocturna, anemia, menopausia, sofocos, palpitaciones, rodillas débiles, orina frecuente, cálculos de riñón, sudor nocturno, canas prematuras, reumatismos y calambres musculares.

ALGAS MARINAS

HAI ZAO

Grupo: Plantas que transforman el flema.
Subgrupo: Plantas que enfrían y transforman el *Tan* – calor.

Comentarios:

Las algas son las denominadas VERDURAS del MAR.

La característica fundamental de las algas es su alto contenido en sales minerales y oligoelementos, por lo que su uso cotidiano en cantidades moderadas (el equivalente a una cucharada sopera en cada comida) permite abastecer al organismo de estos elementos imprescindibles para el equilibrio fisiológico del organismo.

El aporte en minerales, en ocasiones, es muy superior al de otros alimentos. Por ejemplo, el alga iziki contienen de 3 a 10 veces más calcio que la leche. Otro ejemplo sería el de las algas kombu. Un sólo gramo diario de esta alga supone un aporte suficiente de yodo para un día

Tampoco es escaso su contenido en proteínas. Rompiendo con el viejo mito de que las carnes son las únicas fuentes de proteínas, tenemos las algas en la que su riqueza y calidad le confieren una gran ventaja respecto a las de origen animal terrestre gracias a su riqueza en aminoácidos, su falta de ácidos grasos saturados así como de purinas y su riqueza en vitamina B_{12}. Asimismo, la proporción de sus aminoácidos es más adecuada para el organismo que la de las verduras terrestres.

En cuanto a los hidratos de carbono, su característica mucilaginosa, así como su alto contenido en fibra no irritante facilita el tránsito intestinal, constituyendo un complemento muy adecuado en los casos de estreñimiento o como prevención del cáncer de colon.

De las vitaminas hay que destacar su contenido en vitamina B_{12} de algunas de éllas (nori, kombu, iziki). Esto rompe con la idea que existía hasta ahora de que esta vitamina solamente existía en las fuentes alimentarías de origen animal. Como excepción, encontramos las algas como fuente alimentaría vegetal marino. Esto constituye un complemento imprescindible, sobre todo, en las personas con una tendencia vegetariana o vegetariana.

Las algas son vegetales con un alto contenido en clorofila. Recordemos que la estructura química tridimensional de la clorofila es muy parecida al de la hemoglobina humana. Es como la hemoglobina de los vegetales. Esto hace que sea una fuente muy importante en aquellas personas que tienen una debilidad de sangre, anemias, niveles bajos de hemoglobina en sangre, etc.

A todos esto hemos de añadir la gran capacidad alcalinizante que tienen, así como su gran poder desintoxicador. Se comporta como un gran equilibrador de la acidosis metabólica, que constituye una de las etiogénesis principales de los desequilibrios en el estado de salud y las enfermedades. Su poder desintoxicante le confieren la categoría de elemento imprescindible ante la acumulación de metales pesados en el organismo, así como de otros elementos toxínicos. Su capacidad de limpiar la sangre, el hígado, el riñón, etc. es vital para una correcta morfofiosiología humana, es decir, de un equilibrio del terreno humano.

Las algas constituyen uno de los alimentos más ricos y completos que existe en la actualidad debidos a su gran riqueza en vitaminas, minerales, oligoelementos, aminoácidos, enzimas, clorofila... etc. Así como alimento, sus propiedades, como reequilibradoras de la salud, le confieren un lugar básico en el pilar de la alimentación y fitofisiología humana.

Propiedades generales de las algas según la M.T.C.:
Naturaleza: Frías.
Sabor: Saladas.
Tropismo: Estómago, Riñón, Hígado.

Acción farmacológica general de las algas según la M.T.C.:
Ablandan las durezas.
Actúan sobre los 12 meridianos principales.
Eliminan el *Tan –humedad*.
Estimulan el mecanismo del agua.
Lubrifican los intestinos.
Resuelven el estasis.
Tonifica el *Qi – Xue*.
Tonifican el *Yin* en general.
Tonifican el *Yin* de Hígado.
Tonifican el *Yin* de Riñón.

Acción farmacológica general de las algas según la fitoterapia occidental:
Tiene una acción muy alcalinizante. Son capaces de modificar el PH sanguíneo de unos valores ácidos a alcalinos.

Por su contenido en yodo, es interesante para la estimulación de la tiroides, en especial individuos que tengan un hipofuncionamiento de ella (por ejemplo, ciertos *terrenos* del grupo sanguíneo O).

Tiene un gran contenido en vitaminas (A, C, Beta – caroteno y otros carotenoides, complejo B incluyendo la vitamina B_{12}), minerales (calcio, fósforo, hierro, potasio, hierro, etc.), oligoelementos, enzimas, aminoácidos, clorofila, fibra, etc.

Por este motivo, tienen gran poder vitamínico y son unas importantes remineralizantes.

Gran poder desintoxicante de endotoxinas o exotoxinas. Incluso tienen una capacidad importante de limpiar el organismo del acumulo de metales pesados. Son grandes limpiadoras de la sangre, de las arterias y los órganos. Pueden neutralizar la acumulación de placas de grasas de origen animal depositadas en la paredes vasculares.

Hay que tener en cuenta que por sus propiedades están contraindicadas en casos de colitis o diarrea.

Importante aporte en clorofila, aminoácidos, enzimas y fibra.

Eliminan loas deposiciones de lípidos.

Estimulan y equilibran el metabolismo fisiológico.

Estimulan el correcto funcionamiento de los órganos.

Mejoran la correcta digestión y metabolización de los alimentos.

Neutraliza en cierta medida la toxicidad producida en los tratamientos alopáticos de radioterapia y quimioterapia.

Indicaciones generales de las algas según la M.T.C.:
Acumulación de *Tan – humedad.*
Alteraciones del mecanismo del agua.
Insuficiencia o vacío de *Yin* en general.
Insuficiencia o vacío de *Yin* de Hígado.
Insuficiencia o vacío de *Yin* de Riñón.

Indicaciones generales de las algas según la fitoterapia occidental:
Acumulación de metales pesados, alergias, alteraciones digestivas, anemias, arteriosclerosis, artritis, artrosis, astenia, avitaminosis, bocio, por déficit de estimulación de la glándula tiroides, convalecencia, crecimiento, edemas y en especial en los pies, entrenamiento físico, estreñimiento, gota, hipertensión arterial , hipotiroidismo, obesidad, pérdida de peso, programas de desintoxicación, programas antirradicales libres, programas de salud complementarios a tratamientos médicos alopáticos de quimioterapia y radioterapia.

EXPLICACIÓN DE LA FÓRMULA.

Como podemos observar, con esta fórmula se intenta abordar la **función Yan** del Riñón con el ginseng, **la función Yin** con la soja y el polen, **la función trófica** de todos los órganos con la ortiga verde y la alfalfa y la **función reguladora de los líquidos** con el fucus.

ANEXO (D)
SUEÑO

"Creamos un mundo con nuestro sueños, que con sus sueños nos crea a nosotros."

Este anexo pretende reflejar la importancia, muchas veces olvidada por los practicantes de la Medicina Tradicional China, que tiene la información que nos pueden brindar los sueños, ya que es posible que nos señalen la fase energética que se encuentra alterada.

Al mismo tiempo también intentaré explicar para qué sirven los estadios mismos del sueño.

Y porque los medicamentos normalmente indicados para el tratamiento del insomnio y depresión pueden ser los primeros causantes del deterioro del Shen, por ello, creo que es de vital importancia entender esto.

En Psiconeuroacupuntura hemos visto necesario estudiar un fenómeno mental que ocupa, como mínimo, un tercio de nuestra vida: es el sueño y, más concretamente, los sueños, es decir, el contenido onírico.

EL Emperador Hoang Ting habla con su médico Khi Pa, y le formula la siguiente pregunta: ¿cuáles son las causas de los sueños? A lo que Khi Pa responde : "cuando la energía Yang exterior está en plenitud, uno sueña con incendios; si la energía Yin y Yang están en exceso, uno sueña en batallas (...)".

Lo importante de este comentario no es, en sí, la respuesta que da el médico al emperador sino, más bien, que en aquellos tiempos ya se tomaba en serio el contenido onírico de los sueños ya que mucha gente cree que esto de los sueños solo se ha tenido en cuenta desde que Sigmund Freud publicó, en el año 1900, su magnífico libro de *Los Sueños*.

Si analizamos a fondo las dos tesis, la de Freud y la de Khi Pa, ambas dan respuestas algo parecidas; nosotros no estamos de acuerdo ni con el médico Khi Pa, ni con Freud pero, como es lógico, vamos a exponer el porqué.

Primero, demos unas pequeñas pinceladas, en cuanto a la teoría del sueño, basadas en las neurociencias para ver en qué puntos estamos de acuerdo y en cuáles no. Espero que este tema no sea muy soporífero.

Gracias a las técnicas modernas de diagnóstico, hoy en día se sabe que en el estado de vigilia hay muchas frecuencias neuronales y, en cambio, poco voltaje de la transmisión neuronal. Es decir, que existe mucha frecuencia (figura 1) . y poco voltaje (figura 2).

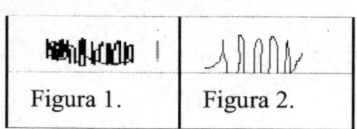

Figura 1.	Figura 2.

Podemos deducir, pues, que la frecuencia se asocia con el Yang, mientras que el voltaje se vincula con el Yin.

Hoy en día sabemos que el sueño está regido por cuatro estadios:

Estadio 1º → bajo voltaje YIN, alta frecuencia YANG; es un estado similar al estado de vigilia, aunque más lento si cabe. En él se da el sueño MOR.

Estadio 2º → voltaje más alto, es decir, mayor YIN y un descenso de la frecuencia, por lo tanto descenso del YANG. En esta fase existen los complejos K y los husos del sueño (son salvas de ondas, como un gran Yang). El Yin va ganando al Yang.

Estadio 3º → Ondas delta; son las más grandes y lentas,

Estadio 4º → la fase más YIN; aquí es donde se conserva el JING.

Gracias a los EEG sabemos que en el estadio 1º es donde se produce

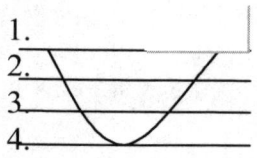

el sueño MOR, llamado también sueño paradójico. Es justo aquí donde se da la máxima activad del Shen y los sueños y hay movilidad de los ojos. En Medicina Tradicional China, sabemos que los ojos se consideran el reflejo del Shen.

Por otra parte, el resto del cuerpo está inmóvil; se llama sueño paradójico porque hay una activad cerebral similar a la que hay cuando estamos despiertos, pero el cuerpo está inmóvil "parálisis del sueño".

Por lo tanto, me pregunto si podría ser el sueño MOR el correlato fisiológico del sueño. Ya sé que muchos de ustedes ya lo conocen, pero dejen que sea parsimonioso en la exposición. Esto ayudará a entender esta tesis.

¿Podría ser el sueño MOR la ventana al interior de nuestro Shen? Si es así, Freud y Khi Pa estarían en lo cierto.

El investigador Dement[33] escribió en 1978 algo interesante que voy a exponer ahora.

«*El vívido recuerdo que se logra cuando un sujeto era despertado en medio de la noche mientras sus ojos se movían era casi un milagro. Parecía (...) abrir un mundo nuevo e interesante a los sujetos, cuyos únicos recuerdos previos al sueño habían sido recuerdos vagos por la mañana. Ahora, en lugar de algunas ojeadas fugaces al mundo de los sueños en cada noche, el sujeto podía recordar hasta unos diez o doce sueños por noche*».

Por lo tanto, hoy por hoy se tiene claro que el sueño MOR es la fase del sueño donde se dan los sueños.

Lo importante ahora es saber cómo interpretar esos sueños y es aquí donde empieza la siguiente tesis.

Es cierto que no estamos de acuerdo con la teoría de Freud, ni con la Khi Pa, ya diremos por qué más adelante, pero sí que estamos de acuerdo con la teoría de Hobson, y lo que en ella se nos cuenta.

Se sabe que en la fase MOR muchos circuitos del tronco cerebral se activan y borbandean la corteza del encéfalo con señales nerviosas, es decir, el sistema nervioso estimula el cerebro de forma azarosa. Éste, al no recibir información del exterior, intenta dar explicación a ese sinfín de estimulaciones. Es ese significado que le da la mente a esta estimulación el que delata a nuestro verdadero Shen, es decir, el puro Shen, desprovisto de los perjuicios del consciente. Nos encontramos al Shen Yin cerebral y al Shen Yang cerebral, puros, procesando los sueños en su fase MOR. Se sabe, no obstante, que la realidad de los sueños difiere bastante de realidad de la conciencia (Williams, 1992).

---

[33] *De Some Must Watch while Some Must Sep*. William E. Dement. Publicado por Portable Standford Alumni Association, Stanford University.

Por lo tanto, deducimos lo siguiente:

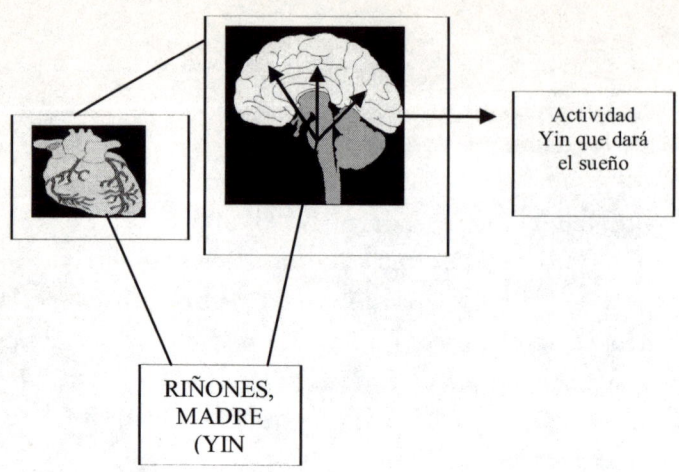

El sueño no se rige según las mismas reglas por las que se rige el esta-do de vigilia. Al ser concientes, nuestro Shen funciona de forma diferen-te al estado de inconsciencia que sucede en el sueño; se podría decir que, cuando dormimos, el Shen puede utilizar todo lo que tenemos almacena-do en él de forma indiscriminada, ya que las reglas de la lógica no exis-ten. Por ello, cuando recordamos los sueños nos da la sensación de que son muy raros pero tenemos que pensar que no es así, sino que están siendo expresados por el Shen de otra forma.

Ahora bien, lo que yo sostengo es que, en sí, el sueño (o su contenido en cuanto lo que representa) no nos sirve de mucho, ya que cada uno da a los sueños un valor diferente y, por ello, creo que Freud y Khi Pa esta-ban equivocados. Lo explico a continuación.

Si soñamos en agua, no creo que haya un problema en la Fase Agua como dicen los textos antiguos o, como dice Freud, si soñamos con un paraguas no creo que éste represente un falo y que por ello tengamos algún conflicto emocional con respecto el sexo. Es más fácil considerar que si el día anterior ha llovido, seguramente el engrama cerebral del recuerdo del paraguas esté más activo y la presencia de un paraguas sea más común. Igualmente pasa con la tesis de Khi Pa: si un día veo el mar es más probable que ese día sueñe en grandes masas de agua sin tener, por ello, alterada la Fase Agua.

Lo que sugiero es que el sueño nos desvela la Fase (Madera, Tierra, etc...) que está alterada, NO por el contenido del sueño, sino más bien por la emoción del mismo. ¿Por qué digo esto? Primero, porque las emociones son universales en todos los humanos ya seamos asiáticos, caucasianos...etc. y, en segundo lugar, porque es una forma más objetiva de interpretar el sueño.

Si un sujeto sueña con que está siendo perseguido o afligido por alguien, no nos importa el contenido onírico del sueño. Lo que me importa es qué emoción le despertaba ese sueño: si era miedo, terror, pánico. Y llego a la conclusión de que es la Fase Agua en este sujeto la que está en desarmonía o si, por el contrario, el sueño es triste y angustioso y el sujeto lloraba, veo, en este caso, reflejado en él el Shen metal.

También en el Ling Shu encontramos que se une el contenido onírico con las fases según su semejanza, aspectos que también cuestiono. Por estos motivos, la teoría más plausible es la de Hobson.

Y lo que hacemos, como forma innovadora, en Psiconeuroacupuntura es interpretar las emociones que suscitan los sueños. Sólo esto. Si un sujeto tiene un sueño que le produce la emoción de miedo, podremos inferir que la Fase Agua está en desarmonía; si el sueño trascurre en un lago, es decir, en una zona rica en agua, creo que la presencia de agua en el sueño, será más bien el decorado del mismo. Es decir, si este sujeto es marinero o ve mucho el agua el impulso excitatorio que impacta sobre el encéfalo, hará que vea más agua en sus sueños que un congolés. No creo que eso sea atribuible a la Fase Agua pero sí creo que se debe a la emoción que despierta el sueño, ya que tanto un congolés como un marinero pueden sentir miedo ya sea en el mar o en la montaña.

Pero, aún podemos "sacarle más jugo" a esto de los sueños. Según la teoría china, los sueños no tienen que despertar al durmiente y, es más, una vez se despierto, el sujeto no tiene que acordarse de lo soñado.

¿Qué quiere decir esto? Pues muy sencillo: si el Shen es estable, no producirá desarmonía en los sueños (MOR) y, por lo tanto, al no producir ningún contenido emocional no nos acordaremos del sueño y, así, el soñar cumplirá su función.

Y... ¿cuál es su función? A saber, la función de los sueños (MOR) será estabilizar la energía mental del sujeto, es decir, el Shen. Pero si ese sueño onírico produjera alguna emoción y sí que nos acordásemos de ella o esta emoción hubiera sido tan fuerte, hasta el punto de despertarnos (pesadillas), ese sueño estaría liberando el Shen de su desarreglo. Por lo tanto, el sueño ayuda a estabilizar el Shen, de ahí que en estos casos es importante analizar el Shen de los sueños

[Antes de seguir, ha de quedar claro que esto tiene que ser involuntario, ya que si despertamos a un sujeto en la fase MOR, siempre se acordará de lo que sueña; en ese momento, el paciente se tiene que despertar él solo o recordarlo por la mañana].

Por los clásicos, sabemos que el dormir de forma profunda hace que el JING adquirido se almacene. Por ello el dormir es tan importante. Pero esto se hace en los estadios 3º y 4º, donde domina el Gran YIN, donde el Shen tiene más relación con la Fase MOR, por lo que veo muy interesante hablar, en este apartado, de unos fármacos que pueden alterar este sistema.

Si nos atenemos a lo dicho, observamos que el Shen, es un mecanismo que, si funciona bien, hará que la fase MOR sea estable, no existirán recuerdos a la mañana siguiente y el MOR habrá estabilizado nuestra mente. Pero, como todos sabemos, por desgracia hay sujetos que sufren de insomnio y en su mayoría no son tratados con MTch sino que recurren a fármacos.

He de señalar, antes de seguir, que no quiero buscarme enemigos; esto no es una crítica a la medicación ya que considero que ésta es importante cuando las circunstancias lo requieren. Pero hay veces que la praxis no es lo adecuada que debiera y, por ello, constato a continuación unos datos que son los que estudié en la Facultad de Psicología en la asignatura de **Biopsicología** y, más concretamente, en el *Manual de Biopsicología* de John P.J. Pinel, edit. Este libro, recomendado como materia de estudios, indicaba que cuando el fármaco es necesario se toma y punto. Pero, cuando no lo es, a veces es peor el remedio que la enfermedad, ya que, mal utilizado, el fármaco puede hacer daño a nuestro Shen.

Empecemos por uno de los fármacos que más daño hacen a nuestro Shen: las benzodiacepinas. Éstas, en principio, fueron creadas para tratar la ansiedad, pero los clínicos se dieron cuenta pronto de que, a corto plazo, poseían un efecto hipnótico potente ya que produce somnolencia, lo que hace que se concilie el sueño de una manera más rápida. Pero, como dice Pinel,:

«Aunque las benzodiacepinas pueden ser buenos remedios hipnó-
ticos a corto plazo, no está aconsejada su prescripción para el trata-
miento de dificultades crónicas para conciliar el sueño. Aun así, se
prescriben muy a menudo con este propósito, sobre todo por los
médicos de cabecera».

Además, también comenta en el apartado "Trastornos del Sueño"
que:

«Muchos casos de insomnio son iatrogénicos, esto es, provocados
por el médico. Paradójicamente, las pastillas para dormir (benzodia-
cepinas) prescritas por médicos bien intencionados son una causa
importante de insomnio».

Éstas producen varios efectos secundarios, pero el que más nos interesa a nosotros es el que afecta al sueño MOR, ya que aumenta el estadio 2 del sueño, disminuye el estadio 4 (gran YIN) y, como decíamos, reduce este tipo de sueño. Por lo tanto, si todo lo que hemos dicho antes es cierto, al ser inhibido el sueño MOR, también será inhibida su función estabilizadora del Shen, entrando estos "pobres" pacientes en un círculo vicioso de más y más ansiedad y, cada vez, más y más fármacos.

Pero esto no termina ahí. Pasemos ahora a criticar algunos fármacos que son aún más perjudiciales ya que pueden llegar a inhibir el sueño MOR de forma radical. En este aparatado estaría las anfetaminas, la cocaína y los antidepresivos tricíclicos. Evidentemente, está claro una persona que toma anfetaminas y cocaína, tiene algún posible trastorno, pero lo que más preocupa es el sujeto que toma antidepresivos tricíclicos porque estas sustancias aumentan las catecolaminas, en especial la epinefrina y la dopamina, y como dice Pinel:

«El uso de estimulantes en el tratamiento de la somnolencia cró-
nica excesiva es muy arriesgado. La mayoría crean una fuerte adic-
ción y producen una gran variedad de efectos secundarios, como
pérdida de apetito. Además, a no ser que los estimulantes se sumi-
nistren en el momento justo y a una dosis exacta, existe el peligro
de que interfieran en el sueño normal.».

En el caso de las depresiones, se puede recurrir a este fármaco de forma crónica y, si este fármaco no deja que se entre en la fase MOR, las depresiones se hacen eternas (¡¡le es familiar esto!!) ya que no dejan al MOR regular el Shen. ¡Ojo! No quiero decir que el sueño MOR sea la panacea, solo que su modesta función queda anulada y se consigue el efecto contrario a lo que se pretende. Por ello, el tratamiento en Psiconeuroacupuntura para los trastornos de las emociones es el más indicado pues es, ante todo, antitóxico; sin embargo, hay veces en que es necesaria el uso de fármacos potentes, ya que la alteración del Shen puede ser muy grave.

CONCLUSIÓN.

Para finalizar, señalaremos que queda claro que soñar es necesario para estabilizar nuestro Shen, pero hay dos procesos en el sueño.
a) el estadio 3 y 4, donde se recupera el JING y
b) el estadio 1, donde se da el sueño MOR y es justo aquí donde la energía del Shen se regula.

Además, se sabe que en el sueño MOR se da algún proceso por el cual los acontecimientos del día quedan mejor almacenados en el Shen, ya que se ha demostrado en experimentos que el aprendizaje llevado durante el día por las personas que tienen un sueño alterado es de peor calidad que el de las personas cuyo el sueño ha sido reparador.

Por ello, lo que realmente investigamos en Psiconeuroacupuntura es la interpretación de las emociones despertadas en el contenido onírico; es lo que nos ayuda a identificar, junto al protocolo establecido y el test rasgal, la forma interna del Shen de nuestro sujeto. Además, sabemos que el contenido emocional de los sueños nos puede guiar a la hora de interpretar las alteraciones del Shen.

- Eric R, Kandel, Thomas M, Jessell, James H, Schwartz, "Neurociencia y conducta" editorial PrenticeHall, 2001. Madrid.
- Adian, E.D. "The Basis of Sensation: The Acion of the Sense Ofgans. London Christophers".1928
- Charles S. Carver. Michael F, Scheier, "teorías de la personalidad" 3 edición, PrenticeHall.1997.
- Irwin G Sarason, Barbara R, Sarason, " Psicología anormal", PrenticeHall, 1996.
- R, Wicks-Nelson. Allen C.Israel, "Psicopatología del niños y del adolescente", PrenticeHall, 3º edición, 1997.
- G,Martín. J,Piter "modificación de la conducta, PrenticeHall, 5º edición, 1999.
- Thomas Ardí Leahey. Richard Jackson Harris, "aprendizaje y cognición" 4º edición, PrenticeHall, 1998.
- J,Pascual. Dolores Frías, F,Garcia, "Manual de psicología experimental" Ariel Psicología, 1996.
- Sifía Fontes de Gracia, et al, "Diseños de investigación en psicología" UNED, 2001.
- Barres,B.A. New roles for glia. J. Neurosci 11:3658-3694,1991
- Churchland,P.S., and Sejonowski,T.J. "The Computational Brain". Cambridge, Mass:MIT Press.1992.
- Jones, E.G. "The nervous tissue". Editorial In L. Weiss, Cell and Tissue Bjiology: A Textbook of Histology, 6th ed. Baltimore: Urban & Schwarzenverg, pp. 227-351.1988.
- Katz, B. "Nerve, Muscle, and Synapse". Mc Graw-Hillm 1966, New York.
- Posner, M. I. " Foundations of Congnitive Science". Mass: MIT Press, 1989, Cambridge.
- Hodgkin, A. "Chance & Desing: Reminiscences of Science in Peace and War". Cambridge, England: Cambridge University Press, 1992.

- Stevenx, C.F. "Molecular nerobiology: Channel families en the brain". Nature 328:198-199, 1987.
- Agueda del Abril Alonso, et al, "Fundamentos Biológicos de la Conducta". Editorial Sanz y Torres, 2001. Madrid.
- Damasio, A. R. "El error de Descartes". Editorial Crítica, 1996. Barcelona.
- LeDoux, J. "El cerebro emocional". Editorial Ariel, 1999. Barcelona.
- Ramon y Cajal. "Reglas y consejos sobre investigación científica. Los tónicos de la voluntad.". Editorial Espasa, Calpe, 2000. Madrid.
- Blanche, R. "El método experimental y la filosofía de la Físico". Editorial Fondo de Cultura Económica, 1980. México.
- Bunge, M. "La investigación científica". Editorial Ariel, 1989.
- Bunge, M. Y R. Ardilla. "Filosofia de la Psicología". Editorial Ariel, 1988.
- Carlson, N.R. "Fisiología de la Conducta". Editorial Ariel, 2000.
- Berkaloff. A- "Biología y Fisiología Celular. Editorial Omega, 1984. Barcelona.
- Curtis, H. Y Barnes, N. S. "Invitacion a la biología". Editorial Panamericana, 1995. Madrid.
- Elliott, W. H. "Biochemistry and Molecular Biology". Oxford University Press, 1997. Oxford.
- Semir Zeki " Una visión del cerebro". Editorial Ariel, 1995. Barcelona.
- Young, T. "The Bakterian Lectura: On the theory of lights and colours". Editorial Philos. Trans. R. Soc. Lond, 1802.
- Helmholtz, H. von "Handbuch der Physiologischen Optik, 2, Voss, 1911. Hamburgo.
- Stiles, W. S. "Mechanims of Colour Vision". Academic Press, 1978. Londres.
- Zeki, S. "A century of cerebral achromatopsia". Editorial Brain, 1990.
- Gowers, W. R. "A Manual of Diseases". Editorial Brian, J. & A Churchill, 1888. Londres.
- Harris, W. "Zwei Sektionalfalle doppelseitiger zentraler Farbenhemianopsie". Editorial Z. Ges. Neurol. Psychiatr, 1921.

- Holmes, G. "Disturbances of vision by cerebral lesions". Editorial Br. J. Ophthalmol., 1918.
- Henschen, S. E. "On the visual path and centre". Editorial Brain, 1893.
- Stehen, M. Stahl. "Psicofarmacología esencial". Editorial Ariel, 1998. Barcelona.
- Ancill, R. Holliday, S. y Higenbottam, J. "Schizophrenia: exploring the spectrum of psychosis" Editorial Chichester, John Wiley & Sons, 1994.
- Barlow, D. H. "Clinical handbook of psychological disorders" Editorial Guilford Press, 1993. Nueva York.
- Jose Luis Fernandez Trespalacios. "Psicología general 1". Editorial Graficas Maravillas, S. L., 1986. Madrid.
- Boeing, E. G. "Sensation and Perception in the history of exploerimental psychology". Appleton, 1942. Nueva York.
- Bowlby, J. "The nature of a child's tie to his mother". Intern. J. Psych. Anal, 1958.
- Caelli, t. "Visual Perception". Editorial Pergamon, 1981. Nueva York.
- Chomsky, N. " Syntactic structure". Monton, La Haya, 1957.
- Cohen, G. "The jpsychology of congition". Academic Press, 1977. Nueva York.
- Crespi, L. P. "Quantitative variation of incentive and performance en the white rat" Editorial Amer. J. Psych., 1942.
- Cruz Hernandez, M. "Lecciones de Psicología". Rev. Occidente, 1974. Madrid.
- Darwin, Ch. "On the origin of species by jeans of natural selection, 1859. Londres.
- Descartes, R. "Meditations de prima philosophia". Editorial Michaelem Soly, 1641. Paris.
- Dickinson, A. "Contemporary animal learning theory". Cambridge Univ. Press, 1980. Cambridge.
- Jose Luis Fernandez Trespalacios. "Iniciación a la Psicología". Editorial Sanz y Torres, 1997. Madrid.
- Ellis, A. "Terapia racional emotiva". Cinteco (conferencia), 1983. Madrid.

- Eysenck, H. I: "The biological basis of personality. Editorial Ch. Thomas, 1967. Springfield Fernandez- Abascal, E. G. "Manual de motivación y emoción". EditorialR. Areces, 1995. Madrid
- Fine, R. "Freud: Acritical re-evaluation of his theories". Editorial McKay, 1962. Nueva York.
- Jung, K. "Arquetipos e inconsciente colectivo". Editorial Paidós, 1934. Barcelona.
- Lynn, S.J. y Garske, J. P. "Psicoterapias contemporáneas". Editorial Desclee de Broker, 1988. Bilbao.
- Maria Teresa Sanz Aparicio, Francisco Javier Menendez Balaña y Maria del Prado Rivero Exposito. "Apuntes de procesos psicológicos básicos: Psicología general I". Editorial Sanz y Torres, 2001. Madrid.
- Jones, B. "Repression: The evolution of a psychoanalytic concept from the 1890's to the 1990's". Journal of the American Psychoanalytic Association, 1993.
- Jones, E. "Vida y obra de Sigmund Freud". Editorial Hormé, 1953-1957/1976, Buenos Aires.
- John P.J. Pinel (2001) Biopsicología. (4ed), prentice hall.
- Marcos Ruiz Rodriguez, (1999), Las caras de la memoria, Prentice may.
- Sistemas de la psicología del siglo XX, Universidad de Chicago.. (pp509-532).
- Hoking. Historia del tiempo.
- Francisco Tortosa Gil, la configuración de la psicología como disciplina autónoma en EE,UU, Una historia de la psicología moderna. (pp250, 260)
- Francisco Tortosa Gil, los inicios de la psicología en EE,UU, El triunfo del funcionalismo. Una historia de la psicología moderna. (pp262,282).
- REICH, W. La Biopatía del Cáncer. Buenos Aires. Ediciones Nueva Visión, 1985.
- REICH, W. La Función del Orgasmo. Buenos Aires, Editorial Paidós 1977.
- REICH,W. Análisis del Carácter. Buenos Aires, Ediciones Paidós 1980.

- REICH, W. Superimposition cosmic. New York, Farrar, Strauss and Giroux, 1979.
- REICH, W. Ether, God and Devil. New York, Farrar, Strauss and Giroux, 1979.
- NAVARRO, F. La Somatosicodinámica. Valencia, Publicaciones Orgón, 1993.
- NAVARRO, F. Metodología de la vegetoterapia caracteroanalítica. Valencia, Publicaciones Orgón, 1993.
- NAVARRO, F. Orgonomía Clínica. Curitiba, Centro Reichiano, 2002.
- SERRANO, X. Dogma versus paradigma pluridisciplinario. Energía, Carácter y Sociedad, Vol. 9 (2), Valencia, 1991.
- TORRÓ, J. El método del funcionalismo orgonómico. Energía, Carácter y Sociedad, Vol. 8 (1 y 2), Valencia, 1990.
- DÍAZ GOLDFARB, A.; LUQUE, L. La forma humana. Buenos Aires, Pluma y Papel Ediciones, 2001.

MEDICINA TRADICIONAL CHINA:

- Juan Pablo Moltó Ripoll (2005), Fundamentos Clásicos y contemporáneos de la medicina tradicional China, ediciones Dilema.
- Juan Pablo Moltó Ripoll (2007) Introducción a la Psiconeuroacupuntura, tomos I y II, Ediciones Dilema.
- Rafael Francisco Ruiz Rodríguez, Xin Li, tratado sobre la mente, 2007, autor.
- Joseph Colonques, tratado de fitoterapia, 2007, autor.
- Yun Lin-Lian et al, Atlas grafico de acupuntura, Könemann.
- Giovanni Maciocia, Los fundamentos de la medicina china, 2001.
- Li Ping, el gran libro de la medicina china, mr, 3° edición 2004.
- Wang Hongtu, Canon de la medicina interna de Huang Di (1999), editorial nuevo mundo.
- Harriet Beinfield y Efrem Korngold, Entre el cielo y la tierra, 2004,liebre de marzo.

- Leon Hammer, Psicología y medicina china, 2004, liebre de marzo.
- Yves Requena, acupuntura y psicología, 1985, las mil y una ediciones.
- Fritjof Capra, El tao de la física, 2003, Sirio.
- Tikara Otomo, tratamiento del dolor con la estimulación cutánea continua (2001), autor.
- Juan R.Villaverde, Los puntos Ah-shi (1996), mandala ediciones.
- Ted j Kaptchuck, una trama sin tejedor (1995), libros de la libre de marzo.
- A.R.Lade y J, Wong, manual de masaje terapéutico y preventivo, masaje chino, escuela de medicina de Anhui, China(1988) Ediciones Bella terra.
- Patricia Guerín, (2001). Dietoterapia energética, ediciones miraguano.
- E.Wood, diccionario ZEN, (1980) edit paidos orientalia
- Koryo Soji Chim, manopuntura coreana, Tae-woo yoo, (1996) F.E.A.A.M.
- Primer congreso internacional de MTC, enseñanza y fitoterapia (1993) facultad de medicina tradicional china de Pekín.
- C, Skolpalik, F Marmori. Tomo I, curso de medicina tradicional china, (1993), Edita escuela superior de medicina tradicional china.
- C, Skolpalik, F Marmori. Tomo II, curso de medicina tradicional china, (1993), Edita escuela superior de medicina tradicional china.
- C, Skolpalik, F Marmori. Tomo III, curso de medicina tradicional china, (1993), Edita escuela superior de medicina tradicional china.
- Medicina interna, (1997) fundación europea de medicina tradicional china.
- Clásico interno del emperador amarillo, Preguntas sencillas, Huang-di Nei-jing Su-we, Beijing, (1963) ediciones del pueblo.
- Chamfrautl & Nghuyen Van Nghi, Traitè de Médicine chinoise, (1964) editions Coquemard-Angoulème.
- Huang Ming Tang, Acupunture points, China literature publicacions.
- Sistema de los ocho meridianos curiosos, Nguyen Van Nghi (1980).
- Yen Chenggu, tratamiento de las enfermedades mentales por acupuntura y moxibuistión, (1995).

- Farreras Rozman, medina interna, decimotercera edición. 1999.
- Guang Y. Cien enfermedades tratadas con acupuntura, moxibustión y masaje con un altoresultado terapéutico. Beijing. Editorial científico-técnica. 1992:24-105.
- Huang Ti Nei Jin Zi Wen. Beijing. Editorial Salud Pública. 1978:118-59.
- Da Fang S. Tratado de Tuina. Shang Hai. Editorial científico- técnica. 1995:63-70.
- Zhi Ming L. Diagnóstico y tratamiento de auriculoterapia. Shang Hai: Editorial de Medicina Tradicional, 1988:45-67.
- Zi Nong C. Tratado básico de acupuntura y moxibustión. Beijing: Editorial de lenguas extranjeras. 1984:103-58.
- Zhao Jie W. Experiencia clínica de auriculoterapia. Cuang Zhou: Editorial de Educación Superior, 1988:32-41.
- Zhong W. Auriculoterapia. Shang Hai. Editorial científico-técnica 1984:9-37.
- Xuemei L, Jingyi Z. Acupuncture: patterns practice. Seattle: Eastland Press,
- Jose Luis Vazquez Colomina, (1995), Homeopatía y terapias afines, Hoedi homeopatía y edicones.
- Juan Carlos Avilés, (2002). Prontuario de homeopatía y terapias biológicas, Edaff.
- Huang Di Nei Jing So Ouenn. Mandala Ediciones, Madrid, 1990.
- Nogueira Lopez, C. Acupuntura, Fundamentos de Bioenergética. Madrid, Mandala Ediciones, 1993.
- Nakatani,Y; Yamashita,K. Acupuntura Ryodoraku. México, IMA-RAC, 1980
- LeonhardtT,H. Fundamentals of electroacupuncture according to Voll. Uelzen, Medizinisch Literarische Verlag,1980
- MANAKA,Y; ITAYA,K.; BIRCH,S. Chasing the Dragon's Tail. Paradigm Publications, 1995
- SEREJSKI,E. Energética de los sistemas vivos. En http://www.energetique.net/serejski
- SENF, B. Wilhelm Reich: discoverer of acupuncture energy?. American Journal of Acupuncture, Vol 7 No. 2, 1979.

ÍNDICE